U0236408

彩色
简明心电图手册

赵 刚 宋凌鲲 陈海兵 主编

化学工业出版社
·北京·

本书系统阐述了心电图基础知识及房室肥厚心电图、先天性心脏病心电图、后天性心脏病心电图、缺血性心脏病心电图、各种心律失常心电图、药物作用心电图、电解质紊乱心电图、起搏器心电图、小儿心电图、心电综合征心电图的特征、诊断、分型、鉴别及临床应用等知识，并采用大量临床实例，配有300多幅彩色心电图及图解图。内容简洁实用、全面系统。有助于读者理解和掌握心电图知识，快速识别和掌握临床常见心电图图形。该书可作为临床医师、医学生等医学专业人员的学习及参考用书。

图书在版编目（CIP）数据

彩色简明心电图手册 / 赵刚，宋凌鲲，陈海兵主编 .
北京：化学工业出版社，2013.5（2024.10重印）
　　ISBN 978-7-122-16886-3

　　Ⅰ. ①彩… Ⅱ. ①赵… ②宋… ③陈… Ⅲ. ①心电图
－手册 Ⅳ. ① R540.4-62

中国版本图书馆 CIP 数据核字（2013）第 062037 号

责任编辑：赵兰江　　　　　　　　文字编辑：何　芳
责任校对：宋　玮　　　　　　　　装帧设计：关　飞

出版发行：化学工业出版社
　　　　　（北京市东城区青年湖南街13号　邮政编码100011）
印　　装：北京缤索印刷有限公司
710mm×1000mm　1/32　印张10　字数285千字
2024 年 10 月北京第 1 版第 15 次印刷

购书咨询：010-64518888
售后服务：010-64518899
网　　址：http://www.cip.com.cn
凡购买本书，如有缺损质量问题，本社销售中心负责调换。

定　　价：49.00 元　　　　　　　　　　版权所有　违者必究

编写人员名单

主　编　赵　刚　宋凌鲲　陈海兵

副主编　陈剑飞　成小凤　戴　引　孙柏林

编　者

王国强　第三军医大学新桥医院全军心血管病研究所

陈海兵　江苏省海门市第四人民医院

赵　刚　第三军医大学新桥医院全军心血管病研究所

戴　引　重庆大学医院

宋凌鲲　第三军医大学新桥医院全军心血管病研究所

孙柏林　重庆市建设医院心内科

成小凤　第三军医大学新桥医院全军心血管病研究所

陈剑飞　第三军医大学新桥医院全军心血管病研究所

宋明宝　第三军医大学新桥医院全军心血管病研究所

覃　军　第三军医大学新桥医院全军心血管病研究所

叶沈峰　浙江大学医学院附属第二医院

何　菲　重庆医科大学附属永川医院老年科

前　言

　　最近几年，我科在黄岚教授的领导下先后出版了《心电图临床解读》、《现代心电图学》两本心电学著作，在全国读者中引起较大反响。应化学工业出版社的邀请，我们再次编辑了这本心电图手册，供医学生、实习医生、低年资医生使用。这本心电图手册不求过深的心电图理论，主要是帮助大家快速识别、掌握常见的临床心电图图形，也是一本快捷的心电图应试书。该书共计21章，298幅心电图。

　　2012年，我科成立了11m数字出版工作室，这是一个为中国生物医药与化学工作者提供科学图像服务的团队，为科研论文、平面出版物、课件、软件以及医学广告提供专业化的图像和设计外包。从本书开始，我们成立了自己的官方网站，网址是http://www.asia11m.com。读者注册会员后，可以下载电子书和各种精美图片，用于非商业目的的使用（商业授权请通过网站联系我们）。当读者对本书的某幅图片感兴趣时，检索书名和相关页码，即可出来相应页面的高清图片以及超越印刷版更详细的图例说明。后期我们还将继续开发基于移动设备和平板电脑的电子书，供有关单位进行床旁教学使用。希望读者能喜欢这种全新的出版方式。

　　最后，任何一部医学著作都有自己的特色，也有不足，由于学识有限，我们期望全国读者能够指出本书的缺点，以便我们及时改正，这些意见读者都可以通过网络反馈。

　　我们相信，通过不懈努力，11m数字出版将成为全国医生的朋友！

编者

2013.1

目　录

第4章　先天性心脏病与心电图

第5章　缺血性心脏病与心电图

第6章　电解质、药物与心电图

第 7 章　心律失常概要

第 8 章　窦性心律失常

第 9 章　早搏

第 10 章　逸搏和逸搏心律

第 11 章　心房传导紊乱

第 12 章　房室传导阻滞

第 13 章　室内传导阻滞

第 14 章　心室预激

第 15 章 室上性心动过速

第 16 章 扑动和颤动

第17章 室性心动过速

第18章 起搏器心电图

第1章

心电图基础知识

1.1 心电图测量

心电图记录纸是由1mm×1mm大小的正方形小方格组成。纵横每五个小格被粗线相隔成一个中格，每个中格有25个小格。横坐标代表时间，当走纸速度为25mm/s时，每小格1mm的宽度表示40ms；纵坐标代表电压，当标准电压1mV/10mm时，每小格1mm的高度表示为0.1mV（图1-1）。若改变走纸速度或标准电压，则每小格代表的时间或电压值也将随之改变。

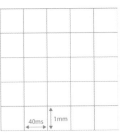

图1-1 心电图记录纸

1.2 心率的测量

在心律规整时，通常我们只需要测量一个RR（或PP）间期的时间，然后计算出心率（被60除以测量间期的时间，图1-2）。

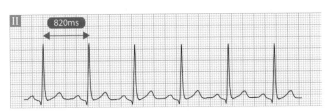

图1-2 规整的窦性心律计算心率。任取两个RR间期，计算相距820ms，即0.82s，则心率为60/0.82 ≈ 73（次/分）

日常工作中，还可以通过查表来获得心率。例如计算心室率时，每1个中格出现1次QRS波，即RR间期1000ms（1s），心室率60次/分；每4个中格出现1次QRS波，即RR间期800ms（0.8s），心室率75次/分，依次类推。记住，如果不是整个中格，一个小格的时间为40ms。

心律不规整时，一般测量10个心动周期的时间，取其平均值进行心率计算，或可采用数6s间内含有QRS波群的个数，再乘以10，就可得到大体的心率。这种情况常见于各种心律失常。

当代很多临床心电图机都具有自动分析心率的功能，将心率结果打印在心电图报告上，无需医生另行分析。不过，有时会出现错误结论，需要人工校正。

1.3　波形的测量

测量波形时，选择心电图波形清晰的导联。在横轴上用时间ms表示，在纵轴上用电压mm表示。

1.4　正常心电图波形

1.4.1　P波

P波为心房除极波。正常P波在 Ⅰ、Ⅱ、avF导联直立，aVR导联倒置，V_1导联常为双向，$V_4 \sim V_6$导联常直立；时限<110ms，16岁以下儿童<90ms；电压在肢体导联上<2.5mm，在胸导联上<2mm（图1-3和图1-4）。

P_{tfV1}值即V_1导联P波终末电势，是指P波在V_1导联上呈正负双向时，负向部分所占

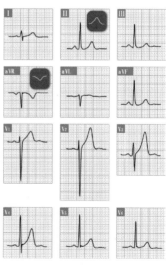

图1-3　正常心电图示正常窦性P波。Ⅱ导联P波直立，aVR导联P波倒置。橙色方块中的曲线为Ⅱ导联和aVR导联P波的局部放大图（×2倍）

面积，正常 P_{tfV1} 绝对值＜0.04mm·s（图1-5）。

1.4.2 PR间期

PR间期代表心房除极开始到心室除极开始的时间（图1-6）。正常PR间期与年龄、心率有关。成人正常值常在120～200ms，一岁以内的婴儿＜140ms，学龄儿童＜180ms，青春期后＜200ms。

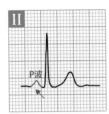

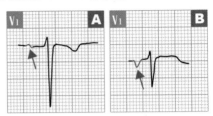

图1-4 心电图上的窦性P波（图中橙色线条以及箭头所指部分）。思考：如何测量P波的时限和振幅呢？建议查阅有关心电图学教科书

图1-5 A为正常的V_1导联P波终末电势。B为增大的V_1导联P波终末电势。V_1导联P波终末电势增大是左心房异常的一个心电图标志

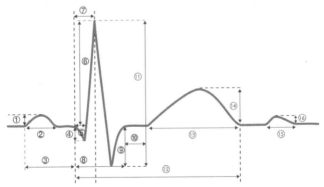

图1-6 正常心电图各种波形的测量。①P波振幅；②P波间期；③PR间期；④Q波振幅；⑤Q波时限；⑥R波振幅；⑦室壁激动时间；⑧QRS波间期；⑨S波振幅；⑩ST段时限；⑪QRS振幅（绝对值）；⑫QT间期；⑬T波时限；⑭T波振幅；⑮U波时限；⑯U波振幅

1.4.3 QRS波群

QRS波群代表心室肌除极电位和时间的变化，第一个向下的波叫Q波，第一个向上的波叫R波，接着向下的波叫S波。

QRS波群时限

正常成人QRS波群时限为60～100ms，常为80ms。儿童QRS波群上限为90ms。

QRS波群振幅

Q波：正常成人振幅常小于同导联R波的1/4，时间常<40ms。

R波：正常成人肢导联的Ⅰ导联<15mm，Ⅱ导联<25mm，aVL导联<12mm，V_1<10mm，V_5<25mm。$R_{V_5}+S_{V_1}$（男）<40mm或（女）<35mm。

S波：V_1、V_2导联<12mm，一般不超过20mm。在儿童，V_1导联S波随年龄的增长而加深，V_5导联R波随年龄的增长而减小。

1.4.4 ST段

ST段代表心室除极终了到心室复极开始，即自QRS波群的终点至T波起点的一段水平线。ST段常呈水平或平缓倾斜，并逐渐过渡为T波的升支。如ST段低于基线，除Ⅲ导联偶可低于0.5mm外，在任何一导联都不应超过0.5mm。ST段抬高，除V_1、V_2导联ST段抬高<3mm，V_3导联抬高<5mm外，其余导联抬高均不应超过1mm。

1.4.5 T波

T波代表了心室的复极，形态呈半圆形，两支不对称，前支长，后支短。正常情况下，T波的方向与同导联QRS波群的方向一致，在Ⅰ、Ⅱ、aVF、V_4～V_6导联直立，aVR导联倒置，其余导联可直立、倒置、双相或低平。T波振幅在肢导联中一般为2～6mm，最高可达8.5mm；在胸导联中一般不超过10mm，最高可达12～15mm。

1.4.6 QT间期

QT间期是心室除极化和复极化过程的总时间。心率60～100次/分时，QT间期一般为360～440ms。心率越快，QT间期越短；心率越慢，QT间期越长。临床常应用校正的QT间期（QT_C）消除心率对QT间期的影响，正常值<440ms。QT间期超过正常最高值，即

为QT间期延长。QT间期延长可诱发恶性室性心律失常。

1.4.7　U波

U波是T波后$10 \sim 40$ms的一个小波，产生机制不明。通常U波方向与T波方向一致，$V_2 \sim V_4$导联最清楚，最高可达3mm，一般都低于2mm。除aVR导联外，肢体导联和胸导联的U波均是直立的。

1.5　心电图导联

常规12导联心电图的导联安放见表1-1和图1-7。

表1-1　常规12导联心电图的导联安放

标准肢体导联	Ⅰ 导联	左上肢为正极，右上肢为负极
	Ⅱ 导联	左下肢为正极，右上肢为负极
	Ⅲ 导联	左下肢为正极，左上肢为负极
加压单极肢体导联	aVR 导联	正极接右上肢，无干电极接左上肢和左下肢
	aVL 导联	正极接左上肢，无干电极接右上肢和左下肢
	aVF 导联	正极接左下肢，无干电极接左上肢和左上肢
胸导联	V_1 导联	胸骨右缘第四肋间
	V_2 导联	胸骨左缘第四肋间
	V_3 导联	V_2 导联与V_4导联连线中点
	V_4 导联	左锁骨中线与第五肋间交点
	V_5 导联	左腋前线，与V_4导联在同一水平
	V_6 导联	左腋中线，与V_4、V_5导联在同一水平

实际工作中，心电图机常用各种不同的颜色导联线来放置电极的。肢体导联：右上肢为红色，左上肢为黄色，右下肢为黑色，左下肢为绿色。胸壁导联：V_1导联为红色，V_2导联为黄色，V_3导联为

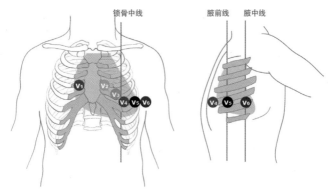

图1-7 常规胸导联电极的安放

绿色，V$_4$导联为棕色，V$_5$导致为黑色，V$_6$导联为紫色。

有时为了需要，需要特殊胸导联（表1-2）。

表1-2 特殊胸导联的安放

后壁导联	
V$_7$导联	左腋后线，与V$_4$、V$_5$、V$_6$导联在同一水平
V$_8$导联	左肩胛线，与V$_4$、V$_5$、V$_6$、V$_7$导联在同一水平
V$_9$导联	左脊柱旁线，与V$_4$、V$_5$、V$_6$、V$_7$、V$_8$导联在同一水平
右胸导联	
V$_{3R}$导联	V$_1$导联与V$_{4R}$导联连线中点
V$_{4R}$导联	右锁骨中线与第五肋间交点
V$_{5R}$导联	右腋前线，与V$_{4R}$导联在同一水平
V$_{6R}$导联	右腋中线，与V$_{4R}$、V$_{5R}$导联在同一水平

1.6　心电轴

平均心电轴简称心电轴，包括P电轴、QRS电轴和T 电轴等。由于P电轴和T电轴的测量不如QRS电轴重要，所以心电图学中的心电轴若无特殊声明，专指QRS波的平均心电轴，即心室除极过程中产生的瞬间平均综合向量，通常指投影在额面上的心电轴，可采用目测法、坐标法、查表法进行测量。现代计算机自动分析系统也能将心电轴度数打印在心电图报告上，供医生参考。

✳ 正常心电轴的范围0°～＋90°，其中＋30°～＋90°电轴无偏移，0°～＋30°电轴轻度左偏。

✳ 电轴左偏-90°～0°，其中-30°～0°为电轴中度左偏，-90°～-30°电轴重度左偏。

✳ 电轴右偏＋90°～＋180°，其中＋90°～＋120°为电轴轻度右偏，＋120°～＋180°电轴显著右偏。

✳ 电轴重度右偏-90°～＋180°。

临床上常根据Ⅰ导联和Ⅲ导联的主波方向快速估测心电轴（表1-3）。所谓主波方向，即QRS波群各波代数和，正数代表正向波，负数代表负向波。aVF导联用于验证，电轴左偏和极度右偏时，aVF导联主波向下；电轴不偏和电轴右偏时，aVF导联主波向上。

表1-3　快速目测心电轴

Ⅰ导联	Ⅲ导联	aVF 导联	电轴偏向
↑	↑	↑	不偏
↑	↓	↑	不偏
↓	↑	↑	右偏
↑	↓	↓	左偏
↓	↓	↓	极度右偏

图1-8为常见的心电轴表现。

心电轴异常只是心电图诊断，无临床治疗价值。

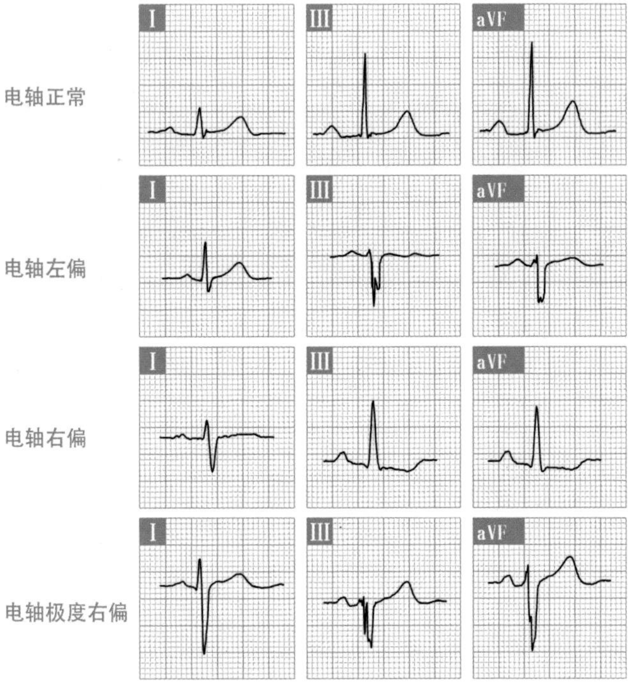

图1-8　正常心电轴和心电轴偏移

电轴显著左偏见于：

- 左前分支传导阻滞。
- 原发孔型房间隔缺损。
- 一些左束支传导阻滞。
- 右心室心尖部起搏。
- 青紫型心脏病患者，电轴显著左偏，可排除法洛四联症。

电轴显著右偏见于：

✳ 右心室肥大。
✳ 左后分支传导阻滞。
✳ 右位心。
✳ 左右手电极反接。

1.7 心脏钟向转位

通常，胸导联$V_1 \sim V_2$呈rS波形，r/S＜1；$V_3 \sim V_4$导联呈RS型，R/S≈1；$V_5 \sim V_6$导联呈Rs型，R/s＞1。换言之，从$V_1 \sim V_6$导联，R波振幅逐渐增高，S波振幅逐渐降低（图1-9A）。

顺钟向转位：在胸导联上，$V_1 \sim V_6$导联均呈rS型波形（图1-9B）。

逆钟向转位：在胸导联上，V_3、V_4导联甚至V_2、V_1导联均呈现Rs波形（图1-9C）。

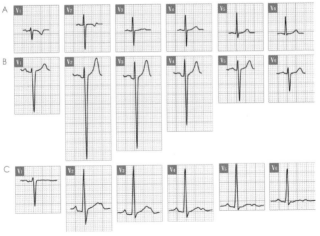

图1-9 钟向转位

1.8　心电图阅读方法

　　阅读一幅心电图之前，应当了解患者的基本情况，例如年龄、性别、临床诊断、是否服用了可能引起心电图改变的药物、有无电解质紊乱等。既往做过心电图的患者，最好有图纸或记录以便对照。一般按以下步骤阅读分析心电图。

　　■ 检查心电图上标记的定准电压是否准确，仪器"阻尼"调节是否合适，心电图有无伪差。

　　■ 将各导联心电图浏览一遍，找出P波及其规律，找出QRS波及其规律，判断P波和QRS之间有无联系或联系的规律，明确是窦性心律还是其他起搏点控制的心律，判断有无心律失常和心律失常的类型。

　　■ 测量PP或RR间期，计算心率（有时需要分别计算心室率和心房率，例如心房扑动、心房颤动、房室传导阻滞时）。

　　■ 测量PR间期和QT间期，确定其是否正常。

　　■ 观察P、QRS、T、U各波的方向、形态、时限、振幅，确定有无房室肥厚、传导异常等改变。

　　■ 观察ST段有无偏移，测量偏移程度，观察T波有无低平、双向、倒置等改变。

　　■ 观察肢体导联，判断有无QRS电轴偏移，测定电轴左偏或右偏的度数。必要时测定T电轴和QRS-T夹角。

　　完成上述步骤后，通常就可以对一幅心电图作出简洁而明确的心电图诊断了。不过当前很多心电图工作站已采用了计算机软件自动分析，极大提高了判读的速度。偶尔，需要人工校正计算机分析错误的数值。

王国强

第2章

房室肥厚

2.1 右心房异常

重点 P波高尖

2.1.1 心电图特征

■ P波高尖，Ⅱ、Ⅲ、aVF导联振幅≥2.5mm；或V₁、V₂导联P波初始正向部分振幅≥1.5mm。

■ P波电轴左偏，P波高尖，但未达到2.5mm也是右心房异常的辅助诊断指标。

■ P波时限通常在正常范围内（图2-1和图2-2）。

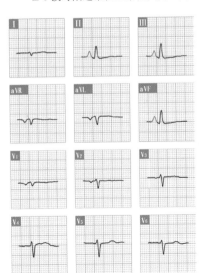

图2-1 心电图诊断：①窦性心律；②电轴右偏；③右心房异常；④顺钟向转位；⑤T波改变。这是一位73岁老年男性的心电图，临床诊断有慢性阻塞性肺疾病，存在右心负荷过重的病理生理基础。注意Ⅱ、Ⅲ、aVF导联P波振幅＞2.5mm（图中橙色部分），满足右心房异常的心电图特征之一。右心房异常心电图可单独出现在肢体导联（例如本例）或胸导联，也可以同时出现在肢体导联和胸导联（图2-2所示）

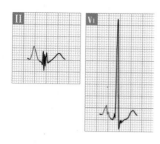

图2-2 一例13岁先天性心脏病男孩的心电图片段，可见Ⅱ、V_1导联P波振幅>2.5mm（图中橙色部分），右心房异常心电图诊断明确

2.1.2 临床应用

右心房异常常见于右心负荷过重的患者，例如慢性阻塞性肺疾病、肺动脉高压、累及右心的先天性心脏病等。

一部分正常人在心率增快时，窦房结起搏点位置变动，心电图会出现P波高尖，甚至达到右心房异常的诊断标准，这是一种生理性变化，心率减慢时，P波振幅可恢复正常。

2.2 左心房异常　　　　　　**重点** P波增宽、双峰

2.2.1 心电图特征

■ P波宽大呈双峰状，在Ⅰ、Ⅱ、aVL、$V_4 \sim V_6$导联时限≥120ms，两峰间距≥40ms（图2-3）。

■ V_1导联可呈正负双相，负相波深而宽，V_1导联P波终末电势（P_{tfV1}）绝对值≥0.04mm·s（图2-4）。

■ P波/PR段比值常>1.6。

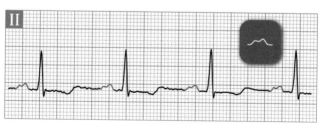

图2-3 左心房异常：P波时限>120ms，P波双峰，峰峰间距>40ms

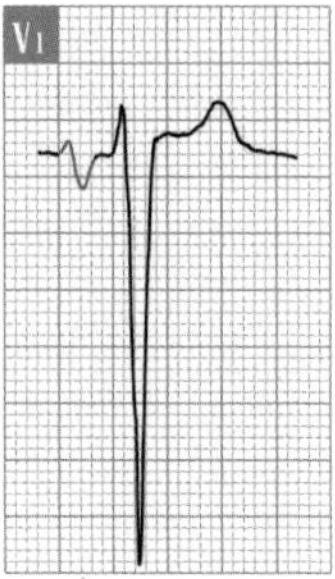

图2-4 异常V₁导联P波终末电势。注意V₁导联P波终末部分（图中橙色标记）显著深大，计算约为 $3mm \times 0.08s = 2.4mm \cdot s$。一份左心房异常心电图，P波增宽和V₁导联P波终末电势异常既可以单独出现，也可以同时出现，因此要注意观察12导联P波形态和时限

2.2.2 临床应用

左心房异常心电图常见于各种引起左心房扩大和/或房间传导受损的疾病，例如高血压、冠心病、心肌病等。

2.3 双心房异常 重点 P波增宽+P波高尖

2.3.1 心电图特征

■ P波高尖，振幅≥2.5mm，合并时限增宽≥120ms。

■ V₁导联P波双向，起始部分高尖≥1.5mm，终末部分宽而深，P_{tfV1}绝对值≥0.04mm·s（图2-5）。

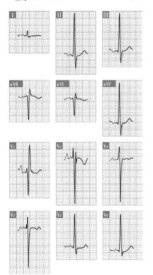

图2-5 双心房异常。图中橙色标示出可以诊断左心房异常导联的P波，注意显著的双峰P波，P波增宽，时限>120ms；图中蓝色标示出可以诊断右心房异常导联的P波（V₁和V₂导联），这两个导联的P波振幅>1.5mm，诊断右心房异常。综上所述，该图存在双心房异常。这份图还有其他异常，是什么呢？您可以登录我们的官网查询解答

2.3.2 临床应用

心电图诊断双心房异常不像诊断双心室肥大那样困难，因为右心房异常和左心房异常各自影响P波的不同部分。双心房异常几乎均见于严重器质性心脏病，例如风湿性心脏病联合瓣膜病变，左向右分流的先天性心脏病并发肺动脉高压等。

2.4 左心室肥厚　　**重点** V₅导联高振幅R波

2.4.1 心电图特征

■ QRS波群振幅改变 $R_{V_5} > 25mm$，$R_{V_5} + S_{V_1} > 40mm$（男性）或 $> 35mm$（女性），或肢体导联中 $R_I + S_{III} \geqslant 25mm$，$R_{aVL} \geqslant 12mm$，$R_{aVF} \geqslant 20mm$（图2-6～图2-8）。

■ QRS波群时限延长，但一般不超过110ms。

■ QRS波群电轴左偏，但一般不超过 $-30°$。

■ ST-T改变。面对左心室的 $V_5 \sim V_6$ 导联ST段下移 $> 0.5mm$，T波低平、双向或倒置（图2-6）。

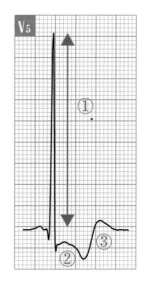

图2-6　左心室肥厚心电图示例，节选自图2-7的V₅导联：①示高R波振幅，振幅接近46mm，远远超过25mm；②ST段压低；③T波负正双向。从这个示例图体会左心室肥厚时，心电图左胸导联（V₅～V₆导联）的高振幅R波，ST-T改变。本例左心室肥厚的ST-T改变是非常显著的，以往的心电学教科书把左心室肥厚伴ST-T改变称为左心室肥厚伴劳损，不过2009年《心电图标准化和解析的建议与临床应用国际指南》（以下简称2009年心电图解析指南）建议不再应用"劳损"和"典型劳损"，而笼统称为ST-T改变。请读者在阅读本手册时，注意体会新指南的建议

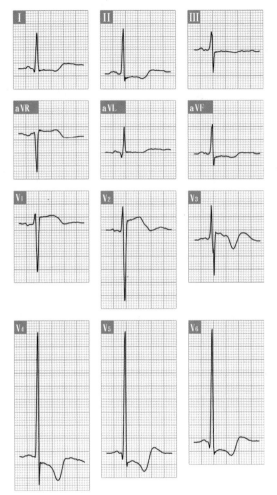

图2-7 一例51岁男性的心电图。心电图诊断：①窦性心律；②电轴左偏；③左心房异常；④左心室肥厚；⑤ST-T改变；⑥QT间期延长。这例左心室肥厚的心电图是非常典型的，注意V₅导联心电图波形的特征（参见图2-6）

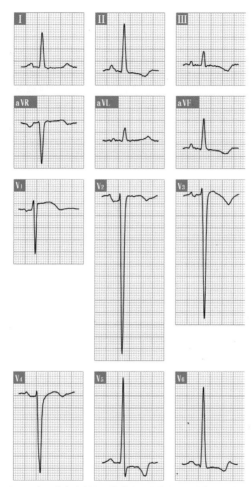

图2-8 女，37岁，临床诊断为甲状腺功能亢进症、甲亢性心脏病。心电图诊断：①窦性心律；②左心室肥厚；③ST-T改变；④QT间期延长。这份左心室肥厚的心电图，除V₅导联高振幅R波外，注意V₂导联显著的S波、右胸导联的深S波也是左心室肥厚的心电图征象

2.4.2 临床应用

心电图诊断左心室肥厚的敏感度低（通常不足50%），超声心动图、磁共振成像等新的技术能够更精确地评估左心室肥厚，但却不能替代心电图在临床的应用。因为心电图方便、低廉、重复性好，在心腔肥厚、流行病学研究和临床试验中应用仍非常广泛。

心电图诊断的左心室肥厚，仅仅是心电图诊断，至于临床有无真实的左心室肥厚，需要进一步验证，例如结合超声心动图检查结果判定。

2.5 右心室肥厚　　　　重点 | V₁导联高振幅R波

2.5.1 心电图特征

- QRS波群电压和波形改变（图2-9～图2-11）：
  - ①$R_{V_1} > 10mm$，V_1导联R/S＞1。
  - ②$R_{V_1}+S_{V_5} > 12mm$。
  - ③$R_{aVR} > 5mm$，R/Q＞1。
  - ④V_1导联QRS波呈R型、qR型或Rs型。
- QRS波群电轴右偏＞＋110°。
- ST-T改变：$V_1 \sim V_3$或V_{3R}导联ST段下移，T波倒置或双向。

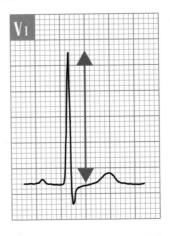

图2-9　右心室肥厚心电图示例，节选自图2-10的V₁导联，注意V₁导联高振幅R波，R/S>1。2009年心电图解析指南强调V₁导联高振幅R波在诊断右心室肥厚的重要性。既往心电图学教科书认为"显著顺钟向转位，QRS波群V₁～V₆导联均呈rS型"可诊断右心室肥厚，但新指南认为"除非有V₁导联R波振幅增高，否则不能推断有右心室肥厚存在"。此外，指南强调电轴右偏也是右心室肥厚心电图诊断的必须具备的条件

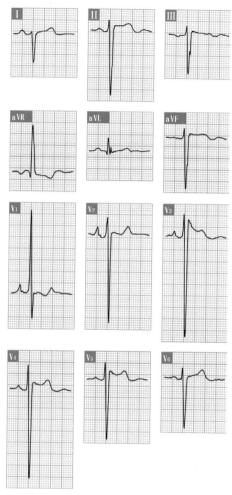

图2-10 一位19岁男性患者的心电图，临床诊断：二尖瓣狭窄。心电图诊断：①窦性心律；②电轴重度右偏；③双心房异常；④右心室肥厚；⑤顺钟向转位；⑥ST-T改变。注意V_1导联高振幅R波，$V_1 \sim V_3$导联P波高尖，增宽达120ms

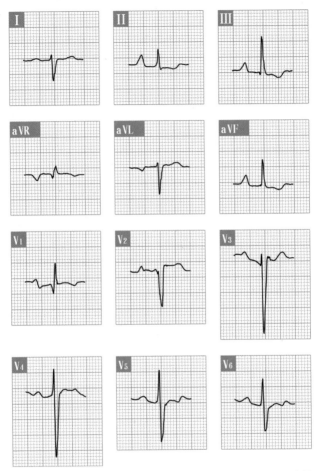

图2-11 一位47岁女性患者的心电图，临床诊断：房间隔缺损。心电图诊断：①窦性心律；②电轴右偏；③右心房异常；④右心室肥厚；⑤顺钟向转位；⑥一度房室传导阻滞；⑦ST-T改变。注意V₁导联QRS波群呈QR型，这是右心室肥厚的一种特殊类型，往往提示显著的右心室肥厚，即使V₁导联R波振幅未达到10mm

2.5.2　临床应用

右心室肥厚心电图要注意与引起QRS波群电轴右偏和右胸导联高R波等鉴别，例如后壁心肌梗死、A型预激综合征、右束支传导阻滞等。

正常情况下，右心室壁厚度只有左心室壁厚度的1/3，其除极产生的向右前的QRS波群向量基本上被左心室除极产生的向左后的QRS波群向量所抵消。右心室轻度肥厚时，其产生的除极向量仍然被抵消，只有当右心室肥厚达到相当程度时，其产生的向量才会影响QRS波群综合心电向量的大小和方向，心电图才会表现右心室肥大的特征（图2-12）。因此，心电图诊断右心室肥厚敏感性比左心室肥厚低，仅为20%～40%，但特异性高。

2009年心电图解析指南认为心电图诊断右心室肥厚在被证实的有效诊断标准中，不推荐使用单一的诊断标准；诊断标准应对年龄、性别、种族和体型进行校正；诊断应当结合临床诊断信息或提示。

右心室肥厚常见于各种引起右心负荷过重的疾病，例如先天性心脏病、慢性阻塞性肺疾病、原发性肺动脉高压、心脏瓣膜病等。

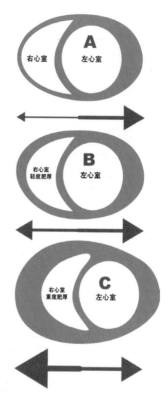

图2-12　不同程度右心室和左心室的心电向量比较，QRS波形态取决于最后的综合向量。A：正常情况时，左心室占优势。B：右心室轻度肥厚时，当尚未超过左心室厚度时，心电图波形仍是左心室占优势。C：右心室重度肥厚时，超过了左心室厚度，综合向量改为以右心室为主，QRS波形态发生显著改变，电轴右偏

2.6 双心室肥厚

重点 V₁和V₅导联高振幅R波

2.6.1 心电图特征

双心室肥厚的心电图改变有以下几种类型。

■ 左、右心室同时肥厚时，产生的心电向量如果相互抵消，心电图正常或大致正常或仅有一些非特异性ST-T改变。

■ 同时出现双侧心室肥厚的心电图改变。

■ 只出现一侧心室肥厚的心电图改变，另一侧心室肥厚的心电图特征被掩盖，通常以左心室肥厚多见（图2-13）。左心室肥厚时，如果出现下列心电图改变之一，要考虑合并右心室肥厚：

① 额面电轴左偏＞90°；

② 显著顺钟向转位；

③ V_1导联R/S＞1；

④ V_5、V_6导联R/S＜1；

⑤ 右心房异常；

⑥ aVR导联R/Q＞1，R波振幅＞5mm。

2.6.2 心电图特征

双心室肥厚常见于复杂先天性心脏病、联合瓣膜病等情况。

左心室高电压

左心室（V_5、V_6导联）高振幅R波是诊断左心室肥厚的一个指标，但在很多人，心电图可以出现左心室高振幅R波，临床无器质性心脏病，超声心动图等其他影像学信息未发现解剖证据的左心室肥厚存在，这种心电图诊断称为左心室高电压，往往见于胸壁较薄的年轻人（图2-14）。左心室肥厚与单纯左心室高电压的鉴别点有：①患者有其他异常心电图改变，例如左心房异常、电轴左偏、QRS波群增宽、ST-T改变等；②患者有器质性心脏病；③其他证据支持左心室肥厚的存在，例如体格检查、胸部X线片、超声心动图等。

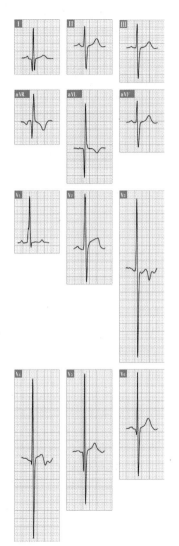

图2-13 双心室肥厚心电图，患者是一位7岁儿童，临床诊断室间隔缺损、原发性肺动脉高压。注意V_1和V_5导联高振幅R波。胸导联（$V_2 \sim V_4$导联）显著高振幅R波和S波亦是双心室肥厚的一个心电图特征，称为Katz-Wachtel征。2009年心电图解析指南指出，先天性心脏病和右心室肥厚患者，$V_2 \sim V_4$导联出现高R波以及深S波，同时两者振幅之和>60mm，则提示有左心室肥厚的存在。心电图诊断：①窦性心律；②双心室肥厚；③异常Q波，见于 I、aVL和V_5导联，请结合临床。一些经典的心电图学教材认为，右心室肥厚时，如果出现以下心电图征象之一，要考虑合并左心室肥厚：①电轴左偏；②R_{V_6}电压异常增高；③$R_{V_6}+S_{V_1}>40mm$；④ I、II、III、aVF、$V_4 \sim V_6$导联有深Q波

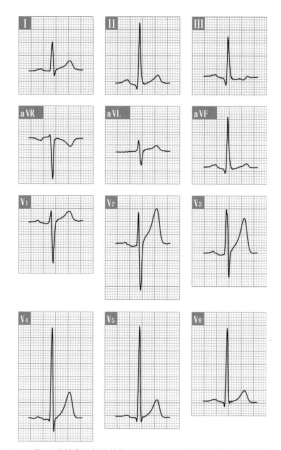

图2-14 一位27岁健康男性的体检心电图，左胸导联高振幅R波，其无引起左心室肥厚的临床疾病，心脏超声未发现左心室肥厚，故心电图诊断：①窦性心律；②左心室高电压。注意左心室高电压时，无其他左心室肥厚的心电图改变，仅是单纯左心室高电压

陈海兵

第3章
后天性心脏病与心电图

3.1 心肌炎

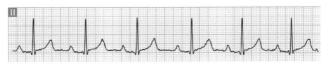 **重点** 非特异性改变

3.1.1 心电图特征

■ 窦性心律失常。最常见窦性心动过速，发生率约为30%；窦性停搏和窦房传导阻滞少见。

■ 传导阻滞。PR间期延长占30% ~ 60%（图3-1）。重症心肌炎患者可发生二度和三度房室传导阻滞。左右束支传导阻滞约占21%。随病情好转，阻滞有些逐渐减轻或消失，有些则长期甚至终生存在。

■ QRS波群低电压和异常Q波。心肌损害严重，发生QRS波群低电压，偶见异常Q波，病情恢复后异常Q波消失。

■ ST-T改变。ST段下移，T波低平或倒置，急性重症患者ST段抬高，如果伴随异常Q波，酷似心肌梗死，随病情的进展与好转而演变（图3-2、图3-3）。

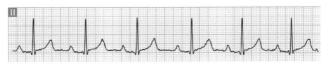

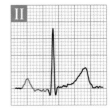

图3-1 一例15岁男性病毒性心肌炎患者的心电图片段。节选自 Ⅱ 导联，注意PR间期延长接近320ms，诊断一度房室传导阻滞。病毒性心肌炎引起的一度房室传导阻滞，大部分完全恢复正常，少部分长期遗留。三度房室传导阻滞的出现提示重症心肌炎，需要临时起搏器治疗帮助患者度过难关

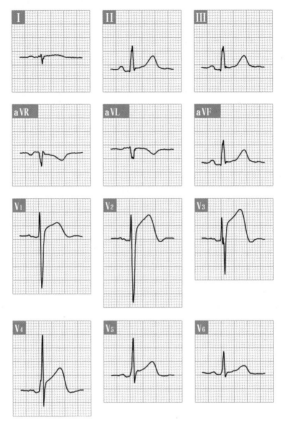

图3-2 一例28岁男性病毒性心肌炎患者的心电图，注意胸导联显著的ST段抬高，最突出的导联是 $V_1 \sim V_4$，$V_5 \sim V_6$ 导联ST段抬高程度较轻，提示炎症导致广泛心外膜心肌损伤。心肌炎所致的ST段抬高，需与急性心肌梗死的ST段抬高鉴别，病史和冠状动脉造影结果有助于临床鉴别。心电图诊断：①窦性心律；②电轴右偏；③ST-T改变

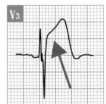

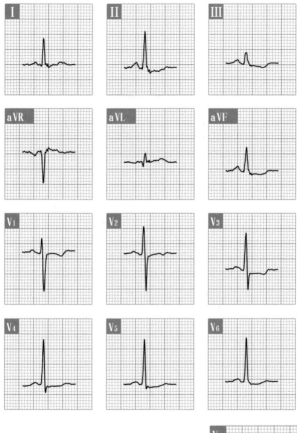

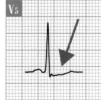

图3-3 一例37岁女性病毒性心肌炎的心电图，多导联ST段压低，T波低平、浅倒。心电图诊断：①窦性心律；②ST-T改变。右图箭头所示V₅导联ST段压低，T波低平

■ QT间期延长。30%的心肌炎急性期有QT间期延长。

■ 心律失常。室性、房性早搏最常见，其次为心房颤动和阵发性室上性心动过速，严重患者可出现多源性室性早搏和室性心动过速，心室扑动与心室颤动少见。

3.1.2 临床应用

心肌炎能引起多种心电图改变，均属于非特异性改变，即这些改变也可以见于其他疾病，并非心肌炎所特有。因此，对于心肌炎心电图的解释要密切结合临床。

3.2 急性心包炎　重点 广泛性ST段凹面向上型抬高

3.2.1 心电图改变的机制

■ 心包积液。心包积液引起心电图的低电压及电交替。低电压是由于心包积液造成的心电传导短路引起；电交替是由于心包积液消除了肺及纵隔对心脏限制，心脏舒张和收缩在胸腔内的位置变动引起（图3-4和图3-5）。

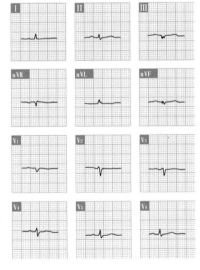

图3-4　一例大量心包积液患者的心电图示低电压。肢体导联QRS波振幅绝对值之和<5mm，称为肢体导联低电压。胸前导联QRS振幅之和<10mm，称为胸前导联低电压。若肢体和胸前导联均为低电压，则心电图直接诊断为低电压。正常人约有1%会出现心电图低电压，因此对低电压心电图的解释要紧密结合临床

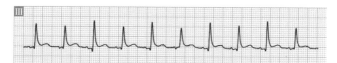

图3-5 一例大量心包积液患者Ⅲ导联心电图示QRS波群电交替。注意QRS波振幅高低交替

电交替

电交替又称为交替电波、交替电压，指在起搏点位置不变的条件下，心电图的全部或部分波／段出现周期性或交替性的振幅或形态改变。临床心电图可见完全性电交替，指P波、QRS波群和T波的振幅和／或方向发生交替性改变；不完全性电交替，指部分心电波／段的电交替，常见QRS波电交替（例如图3-5）。电交替一般呈暂时性，多见于心包积液、胸腔积液、心动过速时。

■ 心包的炎症，例如纤维素性渗出、心包积液压力等波及心外膜心肌层（也就是心包脏层），产生损伤电流，导致心电图的ST段及PR段的改变。急性心包炎的ST段抬高有其非常重要的特点：广泛性ST段凹面向上型抬高（图3-6、图3-7和图11-4）。广泛性强调多导联抬高，无急性心肌梗死的定位特征。研究表明，PR段改变可以是急性心包炎最早的心电图表现，PR段压低＞0.8mm或抬高＞0.5mm提示心房损伤。

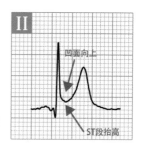

图3-6 急性心包炎的ST段抬高。注意体会凹面向上型抬高

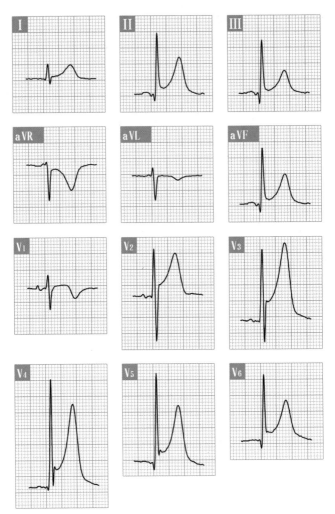

图3-7 男，42岁，临床诊断：急性心包炎。注意心电图广泛性ST段呈凹面向上型抬高

3.2.2　急性心包炎的心电图演变

Spodick将急性心包炎的心电图改变分为四期。

- 1期：ST段抬高，持续时间数天至2周。
- 2期：ST段的J点回到等电位线，T波振幅降低，持续时间1～3周。
- 3期：T波倒置，持续时间3周至数周。
- 4期：心电图恢复正常，持续时间数周至3个月。罕见情况下，T波改变可持续存在。

3.2.3　急性心包炎的心电图诊断

- PR段改变。PR段改变是急性心包炎的心电图早期表现，除aVR（偶见V_1）导联的PR段下移，aVR（偶见V_1）导联的PR段抬高（图3-8）。
- ST段抬高。除aVR导联ST段压低外，急性期表现为广泛性ST段凹面向上型抬高急性期过后，ST段恢复正常。
- T波改变。T波在急性期直立，以后逐渐演变为低平或倒置。病情痊愈后，心电图可恢复正常；如转变为慢性心包炎，则T波持续异常。
- QRS波群改变。QRS波群低电压，QT间期一般不延长。电交替，少数心包积液的患者可出现P波、QRS波群和T波电交替现象，特别多见于癌性心包积液伴心脏压塞者。
- 心律失常，最常见窦性心动过速。

3.2.4　急性心包炎的心电图鉴别

见表3-1。

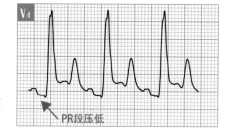

图3-8　急性心包炎的PR段压低。PR段压低是急性心包炎一个重要的心电图诊断标志

表3-1 急性心包炎的心电图鉴别

鉴别点	急性心包炎	早期复极综合征	急性心肌梗死	变异型心绞痛	急性肺栓塞
ST段抬高形态	凹面向上	凹面向上	凸面向上	凸面向上	凸面向上
ST段抬高程度	4～5mm	轻度抬高	≥1mm	≥1mm	轻度抬高
ST段抬高持续时间	1～2周	数周至数月	数小时至数天	数分钟至数十分钟	数天
PR段改变	有	无	可有（心房梗死）	可有	无
异常Q波	无	无	有	无	$S_I Q_{III} T_{III}$
ST／T比值	>0.25	<0.25	不适用	不适用	不适用
心电图演变	数天至数周	数月	数小时至数天	3～30min	较短
对应性改变	无	无	有	有	无

3.3 慢性缩窄性心包炎　　重点　非特异性改变

3.3.1 心电图改变

■ 左心房异常和房性心律失常。P波增宽、切迹。房性心律失常发生率较高，房性早搏很常见，一部分患者出现心房扑动或心房颤动。

■ QRS波群低电压，较为多见。

■ QRS波群电轴右偏。电轴右偏而不伴右心室肥厚，可能是心脏转位和扭曲所致。

■ T波异常。T波低平、倒置，出现于多导联，为慢性缩窄性心包炎最为常见的心电图表现（图3-9）。

图3-9 一例慢性缩窄性心包炎患者的心电图，注意多导联T波倒置。心电图诊断：①窦性心律；②T波改变。这些所谓的T波低平、平坦、双向、倒置等均无特异性，可见于很多临床情况

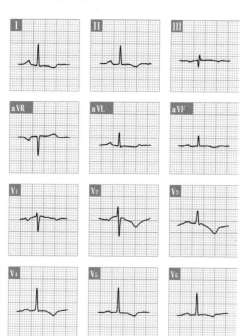

3.3.2　临床应用

慢性缩窄性心包炎心电图完全正常者甚为罕见，对疑似慢性心包炎而心电图正常者需认真考虑，并建议其进一步查超声心动图。

3.4　肥厚型心肌病　　　**重点** 异常Q波，T波倒置

肥厚型心肌病是以心肌肥厚为特征。根据左心室流出道有无梗阻可分为梗阻性和非梗阻性肥厚型心肌病，不对称性室间隔肥厚致主动脉瓣下狭窄者称特发性肥厚型主动脉瓣下狭窄。

3.4.1　心电图改变

■ 左心室肥厚。

■ 电轴左偏。

■ 异常Q波，常见于 Ⅰ、Ⅱ、Ⅲ、aVL、aVF、$V_4 \sim V_5$ 导联（图3-10和图3-11）。

图3-10　一例41岁肥厚型心肌病女性患者的心电图。心电图诊断：①窦性心律；②右心房异常；③异常Q波，见于 Ⅱ、Ⅲ、aVF、V_6 导联，请结合临床。注意异常Q波的特点：深窄，通常不宽

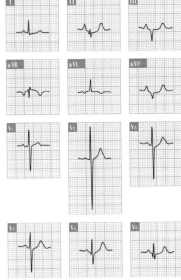

窄而深的异常Q波

3.4.2 鉴别诊断

室间隔肥厚型心肌病常在前侧壁导联出现异常Q波，应与前侧壁心肌梗死相鉴别，相关要点如下。

■ 异常Q波达到后继R波深度1/4，但宽度＜40ms，前壁心肌梗死的Q波宽度一般＞40ms。

■ 出现异常Q波的导联，T波往往直立，ST段无明显偏移，而前壁心肌梗死出现异常Q波的导联T波通常倒置，ST段可呈弓背向上型抬高。

■ V_5、V_6导联出现高R波，而前壁心肌梗死时V_5、V_6导联R波振幅减小。

图3-11 一例35岁肥厚型心肌病男患者的心电图。心电图诊断：①窦性心律；②左心房异常；③左心室肥厚；④ST-T改变。注意多导联ST段压低，T波倒置

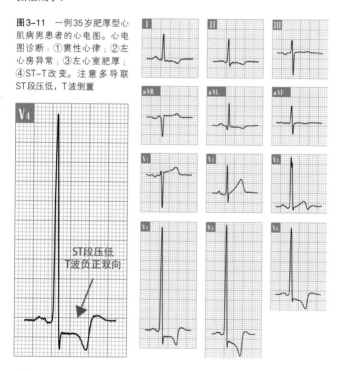

ST段压低
T波负正双向

3.5　扩张型心肌病

重点 室内传导阻滞

扩张型心肌病是原发性心肌病中最常见的类型，约占心肌病总数的70%。临床特征是心脏扩大，常以左侧心脏扩大为主。

3.5.1　心电图改变

■ 单侧或双侧心房异常。

■ 左心室肥厚或双心室肥厚心电图。

■ 肢体导联和/或胸前导联出现异常Q波，多见于Ⅰ、aVL、$V_5 \sim V_6$导联（图3-12）。

■ 室内传导阻滞，特别是完全性左束支传导阻滞、不定型室内传导阻滞（图3-13）。

■ 常见室性早搏、心房颤动等心律失常。

图3-12　一例36岁扩张型心肌病男性患者的心电图。心电图诊断：①窦性心律；②电轴左偏；③异常Q波，见于Ⅰ、aVL、V_5、V_6导联，请结合临床；④ST-T改变。病理性Q波可见于多种疾病，并非心肌梗死所特有，要注意结合临床

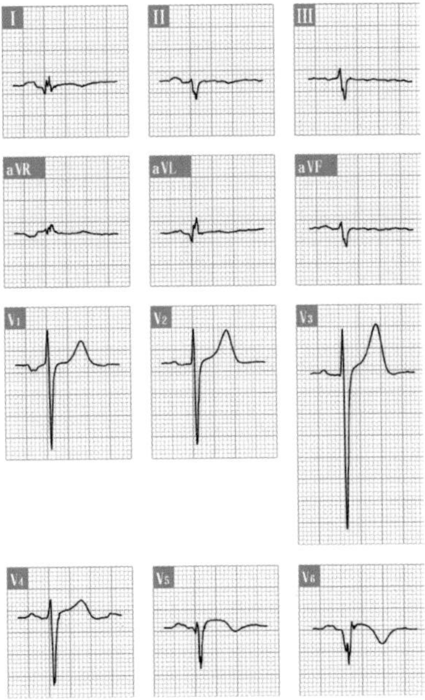

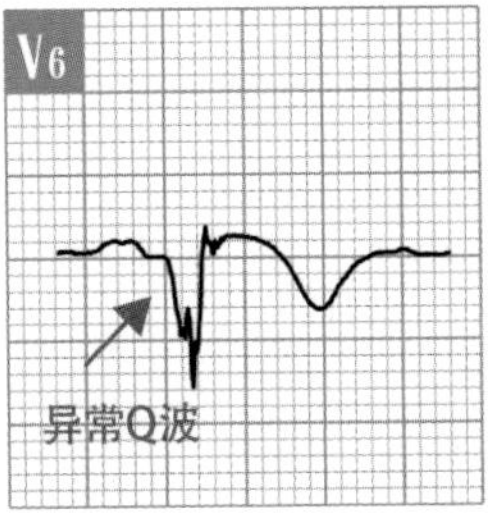

异常Q波

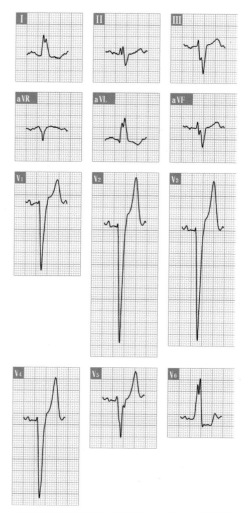

图3-13 一位62岁扩张型心肌病女性患者的心电图。心电图诊断：①窦性心律；②电轴左偏；③左心房异常；④完全性左束支传导阻滞；⑤ST-T改变

3.5.2 临床应用

扩张型心肌病的病理性Q波不要误诊为心肌梗死，换句话说，病理性Q波并非心肌梗死特有，要注意结合临床鉴别诊断。扩张型心肌病心电图还有一个特点是肢体导联QRS波群振幅较低，甚至是低电压，而胸导联QRS波群振幅相对较高。

3.6 慢性肺源性心脏病　　重点 右心负荷过重

3.6.1 心电图改变

主要条件

- 额面QRS波电轴≥90°。
- V_1导联R/S＞1。
- 重度顺钟向转位（V_5导联R/S＜1）。
- $R_{V_1}+S_{V_5}$＞10.5mm。
- aVR导联R/S或R/Q≥1。
- V_1～V_3导联呈QS型、Qr型或qr型（除外心肌梗死）。
- 右心房异常。肢体导联P波振幅≥2.2mm或胸导联≥1.5mm，呈尖峰型，P电轴＞+80°；或当QRS波群低电压时P波振幅＞1/2R振幅，呈尖峰型，并伴P波电轴＞+80°。

次要条件

- 肢体导联QRS波群低电压。
- 右束支传导阻滞（完全性或不完全性）。

以上标准是我国1977年全国第二次肺心病专业会议制定的肺心病诊断标准（略有改动），慢性肺胸病史者具有其中一项主要条件即可确诊，具有两项次要条件为可疑肺心病（图3-14～图3-15）。

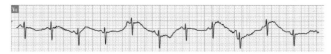

图3-14 某些慢阻肺患者因自身情况和病情加重，采集心电图时基线波动，此时不要过于强求图形的完美，只要能够大致阅读，满足临床需要即可，避免采集心电图花费时间过长，延误抢救。其他危重症患者同理

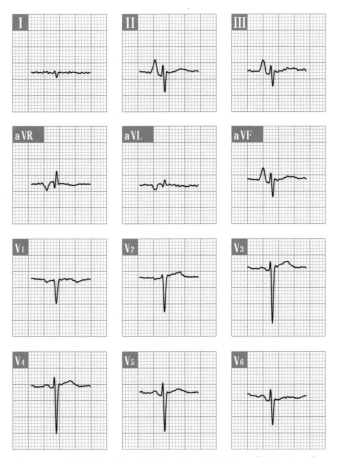

图3-15 一位71岁肺心病男性患者的心电图。心电图诊断：①窦性心律；②电轴重度右偏；③右心房异常；④顺钟向转位。请读者根据前述的诊断标准，一一对应体会。需要强调的是，根据2009年心电图解析指南，顺钟向转位不是右心室肥厚的诊断标准，除非合并存在V₁导联R波振幅>10mm

3.6.2 临床应用

慢性肺心病患者急性加重期出现的右心房异常，随着治疗的好转，P波振幅可以降低，呈一种动态变化。

3.7 急性肺栓塞　　重点 $S_I Q_{III} T_{III}$图形

3.7.1 心电图改变

急性肺源性心脏病常以急性肺栓塞为代表。

■ 心电轴右偏＞90°。Ⅰ导联出现明显的S波，Ⅲ导联出现明显的Q波和T波深倒置，即呈$S_I Q_{III} T_{III}$图形（图3-16）。

■ 右心房异常（急性出现意义更大）。

■ 右心室肥厚心电图改变，急性出现意义更大，例如aVR导联R波振幅增高，V_1导联QRS波群呈qR、QR或Rs型，R/S＞1，V_5、V_6导联呈RS型，即顺钟向转位（图3-17）。

■ $V_1 \sim V_3$导联的ST段呈弓背型轻度抬高，T波倒置，但$V_4 \sim V_6$导联T波直立，无急性心肌梗死的演变规律。

■ 合并窦性心动过速，一过性房性心动过速、心房颤动、心房扑动等心律失常。

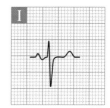
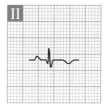
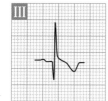
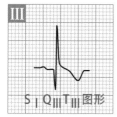

图3-16 一例62岁男性肺栓塞的心电图片段，典型的$S_I Q_{III} T_{III}$图形。80%的急性肺栓塞患者存在非特异性的心电图改变心电图改变，不过只有20%的患者表现为特征性的$S_I Q_{III} T_{III}$图形

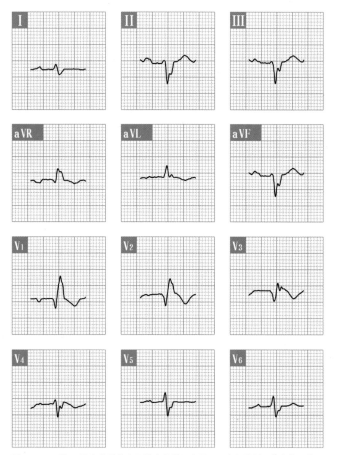

图3-17 一位71岁急性肺栓塞男性患者的心电图。心电图诊断：①窦性心律；②电轴左偏；③顺钟向转位；④右心室肥厚；⑤T波改变。这份心电图的重点是右胸导联QRS波群呈QR型，T波倒置，这是急性右心室扩张以及负荷过重引起的右心室肥厚心电图，重要的鉴别诊断是急性前间壁心肌梗死

3.7.2 临床应用

心电图诊断急性肺栓塞的敏感度和特异度都不高，但异常的心电图改变可作为临床疑诊的线索。

3.8 二尖瓣狭窄 重点 左心房异常

3.8.1 心电图改变

■ 左心房异常。

■ 右心室肥厚。

■ 房性心律失常，例如房性早搏、心房扑动、心房颤动。长期病程者多为心房颤动（图3-18）。

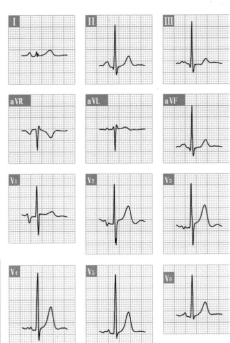

图3-18 一例31岁二尖瓣狭窄女性患者的心电图。心电图诊断：①窦性心律；②左心房异常；③右心室肥厚。注意多导联P波时限增宽，V_1导联P波终末电势显著异常

3.8.2　临床应用

二尖瓣狭窄主要的心电图改变是左心房异常和右心室肥厚。在早前的一些文献中，把二尖瓣狭窄的增宽双峰P波称为"二尖瓣型P波"，实际上，这种形态的P波可见于任何引起左心房电生理和/或解剖改变的疾病中，因此，2009年心电图解析指南中笼统称为左心房异常，不再建议使用二尖瓣型P波、左心房扩大等诊断。

3.9　甲状腺功能亢进症　　重点 窦性心动过速

3.9.1　心电图改变

■ 持续的窦性心动过速，且心动过速的频率与甲亢的严重程度呈正比（图3-19）。

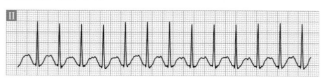

图3-19　女，47岁，临床诊断：甲状腺功能亢进症。心电图Ⅱ导联片段示窦性心动过速，频率136次/分

■ 部分患者出现房性心律失常，如房性早搏、房性心动过速或心房颤动。

■ 少数患者出现右束支传导阻滞或房室传导阻滞。

■ 甲亢长期存在，可引起甲亢性心脏病，出现心室肥大的心电图改变。

3.9.2　临床应用

甲状腺功能亢进症时，即可以引起快速性心律失常，也可以出现缓慢性心律失常。

3.10　脑血管意外　　重点 复极异常

3.10.1　心电图改变

■ 多数导联（特别是胸导联）出现基底部宽大、两支不对称、呈倒置的T波（图3-20～图3-21）。

■ U波倒置或直立，常与T波融合，造成QT-U间期延长。

■ 异常Q波，ST-T改变，有时酷似急性心肌梗死。

■ 心律失常，特别是室性心律失常，例如室性早搏、尖端扭转型室速。

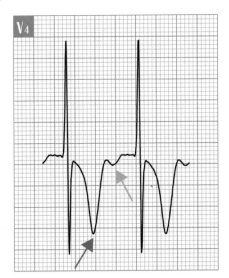

图3-20 一例67岁小脑出血患者心电图V₄片段，提示巨大T波倒置（橙色箭头）伴U波倒置（绿色箭头）。无论缺血性脑卒中或出血性脑卒中，都可以引起心电图改变，特别是复极异常，出现畸形的T波和U波，这是儿茶酚胺对心肌影响的心电图反映。复极异常是脑血管外的特征性心电图改变，读者可以留意并收集一些急性脑血管意外患者的心电图，体会复极异常

3.10.2　临床应用

急性脑血管意外的心电图要与各种缺血性心脏病心电图鉴别，特别是急性心肌梗死，临床病史、体格检查、心肌坏死标志物、头颅影像学检查等。需要强调的是，有时脑血管外和急性心肌梗死可以同时发生，心电图阅读时不要顾此失彼。

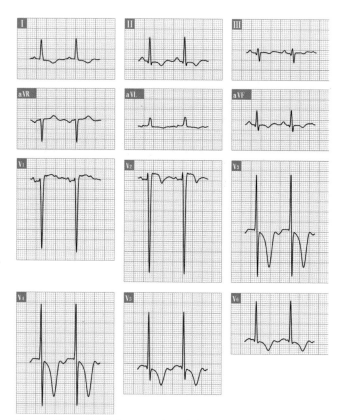

图3-21 图3-20的全导联。心电图诊断：①窦性心律；②电轴左偏；③左心室肥厚；④ST-T改变；⑤U波倒置。本例V₁～V₂导联ST段抬高，要鉴别急性前间壁心肌梗死，其余导联巨大倒置T波要与非ST段抬高型心肌梗死鉴别

3.11 致心律失常右心室发育不良 重点 epsilon 波

3.11.1 发病机制

致心律失常右心室发育不良是一种右心室心肌病，右心室心肌被脂肪或纤维脂肪组织替代，严重病例双心室受累。致心律失常右心室发育不良的患者分布全球，但意大利Venetto为高发地区，也是意大利青年男性猝死的主要病因。

3.11.2 心电图特点

■ 紧随QRS波群后出现一种低振幅的棘波，在V_1或V_2导联最为清楚，发生率约为30%（图3-22）。

■ 右胸$V_1 \sim V_3$导联T波倒置。

■ 右胸导联QRS波群间期延长。

■ 室性心律失常。

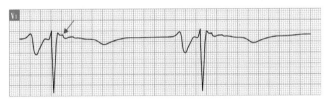

图3-22 epsilon波，橙色箭头所示。走纸速度50mm/s，定标20mm/mV

赵 刚

第4章

先天性心脏病与心电图

4.1 右位心

重点 镜像改变

4.1.1 心电图特征

- Ⅰ、aVL 导联的P–QRS–T 波均倒置（图4-1）。

图4-1 右位心心电图。注意，①Ⅰ、aVL 导联P–QRS–T 波全部倒置；②胸前导联R 波振幅从左至右逐渐降低。下方示意图显示Ⅰ导联完全倒置的心电波

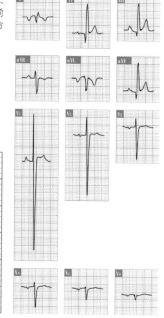

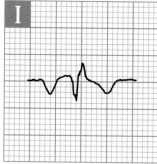

46 彩色简明心电图手册

■ II导联和III导联互换，aVR导联和aVL导联的图形互换（图4-2）。

■ aVF图形不变（图4-1～图4-2）。

■ V₁～V₆导联的R波振幅逐渐降低，S波逐渐增深，R/S比率逐渐减小（图4-1）。

■ 将左右手电极反接，可描记出肢体导联正常的QRS波群图形；描记V₂、V₁、V_{3R}～V_{6R}导联可出现正常V₁～V₆导联的QRS波群图形（图4-1）。

图4-2 左右手反接和描记V₂、V₁、V_{3R}～V_{6R}导联出现"正常"心电图。下方为Ⅰ导联局部图。请读者与图4-1相对比，体会Ⅱ导联和Ⅲ导联互换，aVR导联和aVL导联的图形互换，aVF图形不变

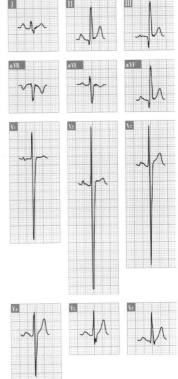

4.1.2 临床应用

右位心心电图分析诊断时，除了常规12导联心电图以外，还要加做左、右手电极反接后的6个肢体导联和V_2、V_1、$V_{3R} \sim V_{6R}$导联心电图，建立所谓的"正常心电图"，然后据此诊断。右位心患者可合并各种心律失常，具体诊断要在校正后心电图进行诊断。

4.2 房间隔缺损　　重点 右心负荷过重

4.2.1 心电图改变

■ V_1导联呈rsR′型，QRS波群时限≤120ms，表现不完全性右束支传导阻滞图形，有时为完全性右束支传导阻滞图形；有时呈R型，R振幅≥10mm或qR型，提示右心室肥厚；显著右心室肥厚时，电轴右偏或重度右偏（图4-3）。

■ 右心房异常心电图。

图4-3　一例18岁女性房间隔缺损患者的心电图。心电图诊断：①窦性心律；②不完全性右束支传导阻滞。既往教科书认为这种不完全性右束支传导阻滞是一种轻度的右心室肥厚，但2009年心电图解析指南强调V_1导联高振幅R波的价值，只要未达标，不诊断右心室肥厚

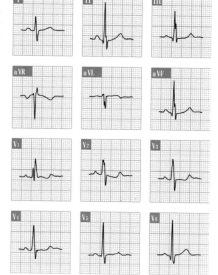

4.2.2 临床应用

有些小型房间隔缺损长期存在，不会引起后继病理生理改变；但一些大型房间隔缺损长期存在，可导致肺动脉高压、右心室肥厚和右心房异常（图4-4）。

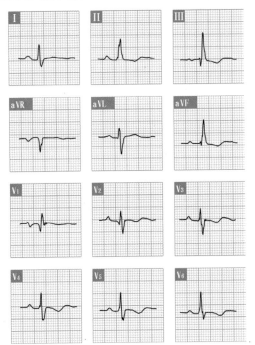

图4-4 一例36岁女性房间隔缺损的心电图。心电图诊断：①窦性心律；②右心室肥厚；③T波改变。qR型QRS波诊断右心室肥厚时，不强调R波的振幅，这点值得注意。根据2009年心电图解析指南的介绍，这个指标其实还在讨论中，因此我们沿用经典教科书的提法，诊断右心室肥厚

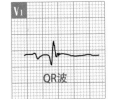

4.3 房室间隔缺损

房室间隔缺损又称为房室通道或心内膜垫缺损，可分为不完全性房室间隔缺损和完全性房室间隔缺损。

4.3.1 心电图改变

■ 电轴左偏。

■ 下壁导联主波向下，呈明显的S波。

■ 不完全性或完全性右束支传导阻滞。

■ 50%的病例合并一度房室传导阻滞（图4-5）。

图4-5 一例35岁男性房室隔缺损患者的心电图。心电图诊断：①窦性心律；②电轴左偏；③完全性右束支传导阻滞合并左前分支传导阻滞；④一度房室传导阻滞；⑤左心室肥厚；⑥ST-T改变。房室隔缺损的心电图改变主要取决于缺损类型和分流量大小，每一位患者不尽相同

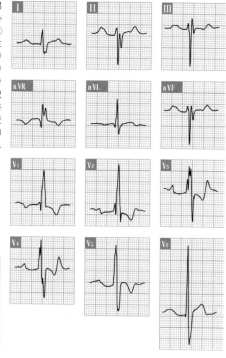

- 心房异常心电图改变。
- 心室肥厚心电图改变，右心室、左心室或双心室肥厚。

4.3.2 临床应用

一些类型的先天性心脏病累及传导系统和心肌的发育异常，导致心电图出现各种类型的传导紊乱以及畸形怪异的QRS波。

4.4 室间隔缺损　　重点 左心室舒张期负荷过重

室间隔缺损是一种左向右分流先天性心脏病，但却是左心室舒张期负荷过重，请读者参阅相关专著，理解其血流动力学特点。

4.4.1 心电图改变

- 小型缺损，分流量少，心室负荷改变不明显，心腔大小无明显改变，心电图亦无明显改变。
- 中等缺损，分流量较大，表现为左心室高电压、T波振幅增高等左心室舒张负荷过重，有时出现左心室肥厚心电图改变（图4-6）。
- 大缺损，分流量大合并肺动脉高压，出现右心室肥厚以及双侧心室肥厚心电图改变（图4-7）。

4.4.2 临床应用

室间隔缺损的心电图随缺损大小、病程长短以及是否合并其他先天性或后天性心脏病而不同，在一些患者中随病情进展呈动态性改变，临床医生要注意和患者的临床病理生理联系起来。

4.5 动脉导管未闭　　重点 左心室舒张期负荷过重

动脉导管未闭的心电图改变与缺损大小、肺动脉高压的严重程度等有关。

4.5.1 心电图改变

- 分流量少的细小动脉导管，肺动脉压不高，心电图可正常。
- 中等大小的动脉导管，肺动脉压轻中度升高，心电图表现为左心房异常和左心室肥厚，胸前导联表现为高振幅R波，T波高大直立（图4-8）。

图4-6 一例9岁男孩室间隔缺损患者的心电图。心电图诊断：①窦性心律；②左心室高电压。患者虽然有室间隔缺损的临床诊断，除左心室高电压外，心电图尚无左心室肥厚的其他表现，故诊断为左心室高电压。超声心动图有助于了解有无病理性肥厚

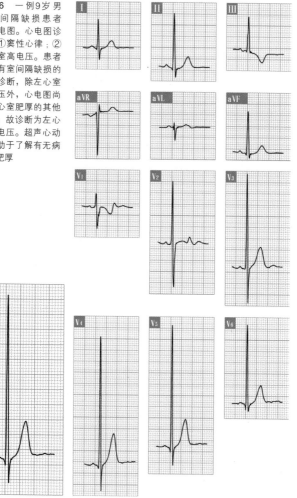

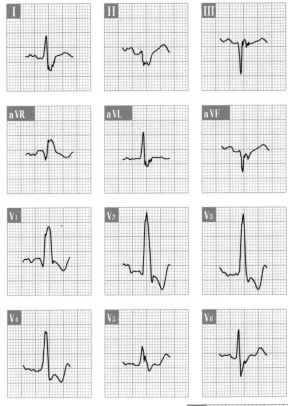

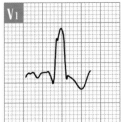

图4-7 一例20岁女性室间隔缺损患者的心电图。心电图诊断：①窦性心律；②电轴左偏；③右心室肥厚；④ST-T改变。注意：V₁导联QRS波群呈qR型，符合右心室肥厚图形

图4-8 一例25岁女性动脉导管未闭患者的心电图。心电图诊断：①窦性心律；②左心室肥厚。注意$S_{V_1}+R_{V_5}$接近82.5mm，结合病史，诊断左心室肥厚

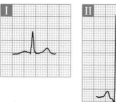
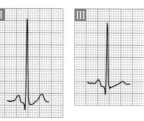
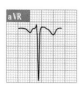
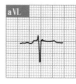
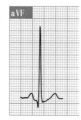
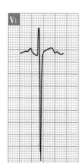
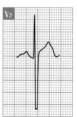
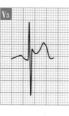
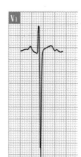
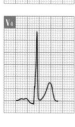
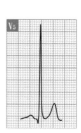
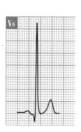

■ 粗大的动脉导管，肺动脉压显著升高，右心室肥厚形成，右心负荷过重，心电图改变，P波高尖，V_1导联R波振幅增高，加上前述左心室肥厚，实际为双心室肥厚。

■ 肺动脉压力进一步升高，当右心室肥厚程度超过左心室肥厚时，可仅表现为右心室肥厚。

半电压

有时候，疾病引起QRS波群振幅显著增高时，心电图机需要将振幅定标为半电压，即原来的1mm=0.1mV，改为1mm=0.05mV，这是为了在相应的心电图记录纸能充分记录下所有导联的QRS波群，并最大限度地避免波形的重叠。计算机自动采集系统会标明1/2，即半电压，而一些老式的单导联心电图机需要医生自行标明，以免误判QRS波群振幅。

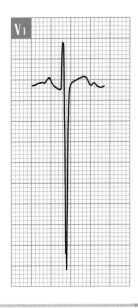

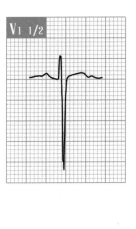

4.5.2 临床应用

继发性肺动脉高压是很多类型先天性心脏病的病理生理过程，一旦形成，将导致右心负荷过重，出现右心房异常、右心室肥厚的心电图改变。

4.6 肺动脉瓣狭窄 **重点** 右室收缩期负荷过重

4.6.1 心电图改变

■ 轻度狭窄，右心室压力不高，心电图正常。

■ 中度狭窄合并右心室压力中度增高者，心电图表现为不完全性右束支阻滞合并右心室肥厚。

■ 重度狭窄合并右心室压力显著增高者，心电图表现为右心房异常、右心室肥厚改变。V_1导联R波振幅≥10mm，或呈qR型，V_1～V_4导联ST段压低，T波倒置（图4-9）。

右心室肥厚图形

先天性心脏病其实是学习心房异常和心室肥厚的极佳模型。读者应该对每一种先天性心脏病的血流动力学熟悉，了解引起哪些腔室异常，然后联系心电图。这里总结一下右心室肥厚的两种经典图形：V_1导联高振幅R波，以及V_1导联呈qR、QR型，后者诊断R波不一定要超过10mm。

右心室肥厚的其他心电图征象还有电轴右偏，右胸导联ST-T改变（严重者全部胸导联ST-T改变）、顺钟向转位、合并右心房异常等。

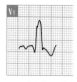

V₁导联QR波

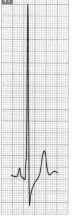

V₁导联高振幅R波

图4-9 一例5岁肺动脉瓣狭窄女童的心电图。心电图诊断：①窦性心律；②电轴压右偏；③右心房异常；④右心室肥厚。注意右胸导联显著的高电压

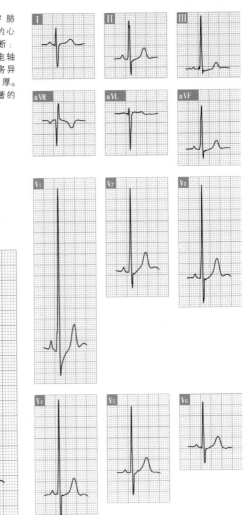

4.6.2 鉴别诊断

肺动脉瓣狭窄是单纯右心负荷过重心电图，特征心电图是右心室肥厚和右心房异常。

4.7 法洛四联症 重点 右心室肥厚

4.7.1 心电图改变

■ $V_1 \sim V_2$导联QRS波群呈qR、R型，T波倒置；$V_3 \sim V_4$导联突然转变为rS型，T波直立（图4-10）。

■ 电轴右偏。

■ 右心房异常。

图4-10 一例56岁男性法洛四联症患者的心电图。心电图诊断：①窦性心律；②电轴右偏；③右心房异常；④右心室肥厚；⑤T波改变。注意V_1导联P波呈先正后负，负向部分异常深大，此处并非左心房异常（全导联P波时限均无增宽），而是右心房异常的结果

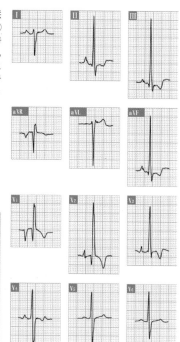

4.7.2 临床应用

法洛四联症包括右心室肥厚、肺动脉狭窄、室间隔缺损、主动脉骑跨四种畸形并存，其中主要是室间隔缺损和肺动脉狭窄。

4.8 三尖瓣下移畸形 　重点 QRS波群畸形

4.8.1 心电图改变

■ 右心房异常。

■ QRS波群畸形、碎裂，产生各种程度的右束支传导阻滞和心肌内阻滞（图4-11和图4-12）。

■ 胸前导联R波电压降低，$V_1 \sim V_4$导联ST-T改变。

■ PR间期延长或一度房室传导阻滞。

■ 房性心律失常，包括房性早搏、房性心动过速、心房扑动和心房颤动。

■ 25%合并WPW综合征，多为B型预激。

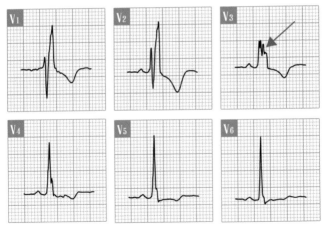

图4-11 一例17岁女性三尖瓣下移畸形患者的胸导联心电图，呈完全性右束支传导阻滞图形，但又有一些特殊，例如V_3导联QRS波群奇异，V_5、V_6导联缺少典型右束支传导阻滞宽钝的S波，这是右束支和右室心肌同时存在传导异常的结果

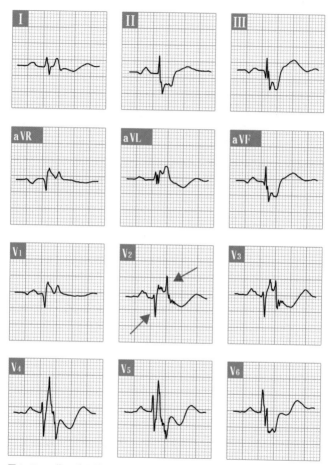

图4-12 一位15岁男性三尖瓣下移畸形患者术后的心电图。注意QRS波群异常宽大畸形，例如橙色箭头标注的QRS波群显著分裂，这些图形已经超出了常规束支传导阻滞的范畴，存在心肌内传导紊乱，包括疾病本身引起的右心室肌发育不良和手术瘢痕引起的传导紊乱

4.8.2 临床应用

三尖瓣下移畸形又称为Ebstein's畸形，是三尖瓣后叶从三尖瓣环下移至右心室，右心室被分为成两个腔，即心房化的右心室和功能性的右心室。三尖瓣下移畸形有一个特征性心电图表现是：PR间期延长的心室预激。

第5章

缺血性心脏病与心电图

5.1 心肌缺血心电图

　　心肌缺血是指由于心肌的供氧减少或需氧增多导致氧的供需失衡所引起，最常见的原因是冠状动脉供血不足。一般冠状动脉粥样硬化会导致冠状动脉管腔逐渐狭窄，当管腔内径狭窄＞75%时，会对心肌的供血产生很大的影响，导致心肌缺血。临床上心肌缺血可表现为急性和慢性的冠状动脉供血不足。急性冠状动脉供血不足可导致有明显症状但持续时间较短的心肌缺血症状（心绞痛）；而慢性冠状动脉供血不足患者的临床症状不典型，仅在心电图上表现有相对稳定且持续时间较长的ST段和T波改变。因为临床许多原因也可以引起ST—T的改变，故在排除其他原因之后，才能诊断为冠状动脉供血不足（图5-1）。

5.1.1 急性心肌缺血的心电图改变

重点 动态性ST–T改变

ST段改变

　　表现为ST段的下移或抬高，多为一过性损伤性的改变，持续时间不长，在缺血因素解决后，心电图可迅速恢复正常。

　　■ ST段下移：急性心内膜下心肌缺血或损伤时，引起ST段水平形、下斜型及低垂形下移，下移幅度＞1mm，持续时间1～15min（图5-2和图5-3）。

　　■ ST段抬高：另一种急性心肌缺血导致ST段抬高2～10mm，患者伴心绞痛发作，症状缓解后ST段会立即回到基线，这种类型的心绞痛称为变异型心绞痛（图5-4）。

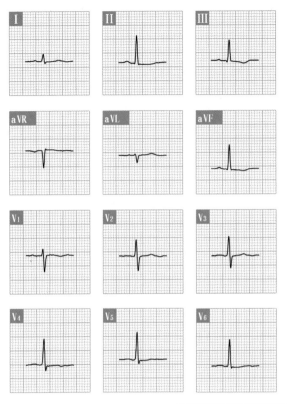

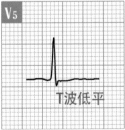

T波低平

图5-1 一位26岁女性"心悸待查"患者的心电图。心电图诊断：①窦性心律；②T波改变。ST段在Ⅰ、Ⅱ、Ⅲ、aVF、V₄～V₆导联下移0.5mm左右，T波Ⅱ、Ⅲ、aVF、V₄～V₆导联低平、倒置。这名年轻女性临床并无缺血性心脏病的病史、症状和危险因素，心电图ST-T改变并非心肌缺血所致

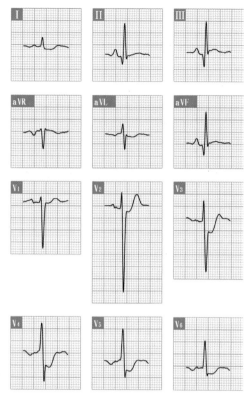

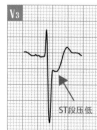

ST段压低

图5-2 一例70岁男性心绞痛发作时的心电图。心电图诊断：①窦性心律；②陈旧性下壁心肌梗死；③ST-T改变。心电图 V_2 ~ V_6 导联ST段压低，特别是 V_3 ~ V_5 导联压低非常明显，患者描记心电图时正在发作胸骨后压榨性疼痛，临床考虑心绞痛发作。冠心病患者发生急性心肌缺血时，不仅要描记发作时心电图，还要描记发作后心电图，动态性ST-T改变具有高度的诊断价值，参见图5-3

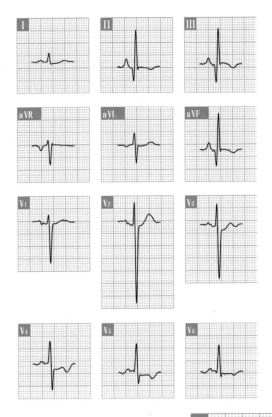

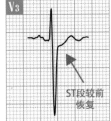

ST段较前恢复

图5-3 图5-2的患者在含服硝酸甘油片后5分钟描记的心电图,可见ST段压低程度较前减轻,伴T波倒置,胸痛症状明显缓解。患者在数分钟内心电图ST-T发生显著改变,伴缺血性胸痛症状,心绞痛发作诊断明确。请读者体会心电图动态性ST-T改变在诊断急性心肌缺血的重要性

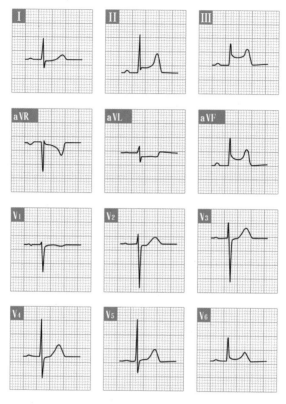

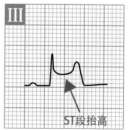

图5-4 一例47岁男性变异型心绞痛患者发作时描记的心电图，注意下壁导联（Ⅱ、Ⅲ、aVF导联）ST段显著抬高，V₆导联轻微抬高。患者心绞痛在15min后缓解，复查心电图恢复正常。再次强调，急性心肌缺血发作时，应描记发作时和发作后的心电图，捕捉动态性ST-T改变

T波改变

急性冠状动脉供血不足可引起T波高尖、倒置、低平等，呈一过性，在缺血因素缓解后，T波可恢复正常（图5-5和图5-8）。

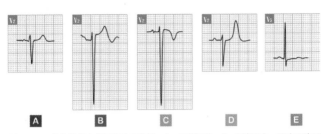

图5-5 几种急性缺血性T波改变举例。A：正常T波。B：T波双向。双向T波可先正后负，或先负后正，均提示异常T波。C：T波倒置。D：超急性T波，常见于急性心肌缺血，特别是急性心肌梗死早期。E：T波低平。T波低平是指T波振幅小于同导联R波振幅的1/10，或T波振幅<1mm。强调的是，急性缺血性T波改变和非缺血性T波改变，有时心电图图形存在重叠，不易区分，结合临床是最好的解决方案。切不可为了"心电图"而心电图，须知心电图是为临床服务的

当急性心内膜下心肌缺血时，相应缺血部位的T波增高变尖，两支对称，基底部变窄，可伴QT间期缩短（图5-5D）；当急性心外膜下心肌缺血时，相应缺血部位的T波倒置，两支对称，呈冠状T波（图5-5C）。

其他

■ U波改变，例如U波倒置。

■ 心律失常，急性心肌缺血时常伴窦性心动过速、阵发性心房颤动、室性心律失常等，有时发生全心停搏、多形性室速和心室颤动等致命性心律失常。

5.1.2　慢性心肌缺血的心电图改变

慢性心肌缺血的主要心电图改变是持续性ST-T改变。近年来国内一些学者认为不存在慢性冠状动脉供血不足的心电图，而是缺血性心肌病的表现。

重点 持续性ST-T改变

ST 段改变

慢性心肌缺血时，ST 段通常表现为水平型或下斜型下移，下移程度多在 1 ～ 3mm，一般不超过 3mm。部分患者还可有 ST 段平直延长（> 160ms）的表现（图 5-6）。ST 段压低程度通常与冠状动脉，严重多支病变时，ST 段压低程度可 > 3mm。

需要强调的是，慢性心肌缺血的心电图诊断需要在排除其他继发性 ST-T 改变后，结合临床才能考虑。

ST 段压低的形态也是多种多样的，有些对心肌缺血的诊断价值较好，有些诊断价值较差，有些则是一些特殊情况的标志性改变（图 5-7）。

图 5-6 一例 42 岁男性冠心病患者的心电图。心电图诊断：①窦性心律；②ST-T 改变。注意多导联 ST 段呈下斜型压低。患者临床诊断冠心病，冠脉造影提示三支弥漫性病变，描记心电图时无缺血性胸痛发作，其心电图 ST-T 改变考虑慢性心肌缺血或缺血性心肌病所致

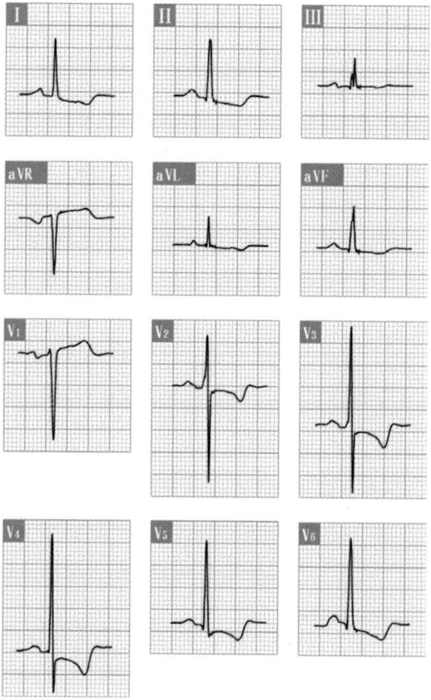

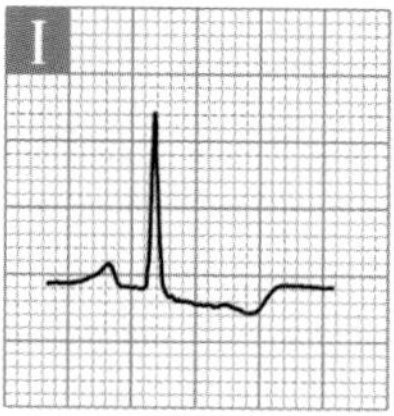

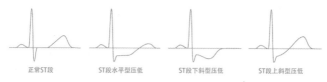

正常ST段　　ST段水平型压低　　ST段下斜型压低　　ST段上斜型压低

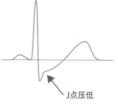

J点压低

图5-7　几种ST段改变。ST段水平型压低诊断心肌缺血的价值最高，其实是下斜型压低，ST段上斜型压低的价值最低。ST段上斜型压实际是J点压低，如果要计算压低的程度，应该在J点后40～80ms处判定

T波改变

T波倒置、低平或双向。

其他

- QT间期延长。
- U波倒置。
- 各种心律失常。

5.2　急性心肌梗死的心电图图形

心电图对急性心肌梗死具有诊断价值，这也是临床心电图应用的一个重要内容。

5.2.1　心肌梗死心电图的发生机制

■ 心肌缺血型改变

缺血性T波改变是冠状动脉急性闭塞后最早出现的心电图改变。

通常缺血最早出现在心内膜下的肌层，缺血区域相关的心电图导联出现T波直立高耸（心肌梗死早期，图5-5D）。

若缺血发生在心外膜下或透壁性心肌缺血时，缺血区域相关的心电图导联出现T波双支对称性倒置（冠状T波，图5-8）。

缺血区的心肌还可出现除极缓慢（QRS波群增宽）和复极时间延长。此期可发生室性心律失常。

图5-8 一例66岁冠心病患者的心电图。临床诊断为非ST段抬高型心肌梗死，肌钙蛋白强阳性。心电图的特殊处表现为胸前导联，特别是 $V_2 \sim V_4$ 导联T波深倒置，降支和升支对称

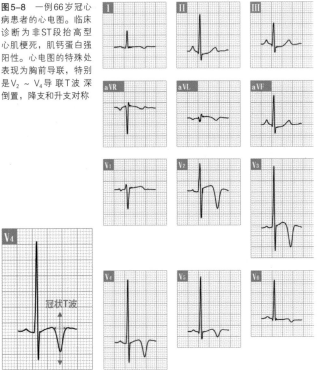

■ 心肌损伤型改变

心肌损伤型心电图改变即ST段抬高或压低，是心肌缺血进一步加重的结果。

损伤型ST段抬高表现为上斜型至单向曲线样（弓背向上型）等多种形态的抬高（ST段抬高型心肌梗死，图5-10），部分患者呈缺血样压低（非ST段抬高型心肌梗死）。

巨大T波倒置

巨大T波倒置是临床很常见的一种心电图表现，定义是T波倒置深度≥10mm。一个方法可以判断巨大倒置T波是不是属于冠状T波范畴：从T波顶点做垂线，然后沿T波基底部做一平行线，观察垂线是否均分平行线。

例如图5-8所列举的巨大倒置T波，从T波顶点做基地部的垂线，发现垂线均分（或近乎均分）T波，因此判断T波降支和升支对称，即对称性T波倒置，判断为冠状T波。

另外，右图（图5-9）是一例70岁女性高血压患者的V₄导联，巨大T波倒置，从T波顶点做基底部垂线后，T波降支和升支明显不对称，判断为不对称性T波倒置。

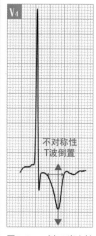

不对称性T波倒置

图5-9 一例70岁女性高血压患者的心电图

弓背向上型ST段抬高

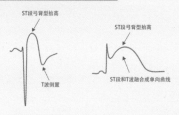

ST段弓背型抬高

T波倒置

ST段弓背型抬高

ST段和T波融合成单向曲线

弓背向上型ST段抬高是急性心肌梗死的特征性心电图改变，读者应该通过本手册的学习，掌握好这种心电图图形（如图5-10）。

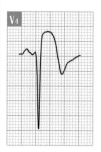

图5-10 弓背向上型ST段抬高

强调的是，ST段损伤型抬高虽然是急性心肌梗死的一个心电图特征，但并非心肌梗死所特有，一些特殊疾病也可以导致类似心电图改变，例如脑血管意外、严重的电解质紊乱、急性心肌炎（参见图3-2）等。

■ 心肌坏死型改变

随着心肌缺血时间进一步延长，心肌细胞变性、坏死，坏死区域的心肌细胞丧失了电活动能力，不再进行除极，心电图出现病理性Q波（坏死型Q波）。

病理型Q波的诊断标准是Q波时限≥40ms，Q波振幅≥同导联1/4R波振幅（图5-11）。

5.2.2 心肌梗死的分期

根据心肌梗死的心电图及临床演变过程，大致分为三个时期。

■ 超急性损伤期

持续数分钟到数小时。由于心电图可表现为T波高耸，伴ST段斜型抬高，由于时间较短，暂无异常Q波的出现。这超急性期内如能及时处理，及时开通罪犯血管，可以阻止病程的进一步发展，预后良好（图5-12所示入院时）。

超急性损伤期由于持续时间短暂，临床不容易捕捉到此类心电图，但如果发现，应及时开始急性心肌梗死的救治。

■ 急性期（充分发展期）

心肌梗死发生后持续数小时至数周内（一般在1个月左右）。心电图ST段单相曲线抬高后，逐渐下降，T波由高耸直立逐渐变为正负双向，随后倒置并逐渐加深；坏死区域导联出现病理性Q波，QRS波群电压降低，QRS波群可呈QS、Qr、QR形态。坏死区域

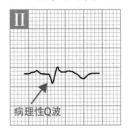

正常心电图

病理性Q波

下壁心肌梗死

图5-11 正常心电图（上）和一例下壁心肌梗死（下）Ⅱ导联图形比较，显著的病理性Q波

对侧的导联出现ST段压低（亦可正常），T波直立。

病理性Q波、损伤型ST段抬高和缺血型T波倒置是急性心肌梗死典型的"三联征"心电图表现（图5-12所示入院后）。

急性心肌梗死如果在损伤型ST段改变期进行及时干预，可避免心肌坏死，改善患者预后。

■ 慢性稳定期（陈旧性梗死期）

心肌梗死发生后1～6个月，平均为3个月。病理性Q波依然存在，抬高的ST段已恢复到等电位线，T波倒置，可呈典型的冠状T波。

3～6个月后心电图病理性Q波仍然存在，ST段和T波多已恢复正常，部分患者可能持续T波倒置（图5-12所示1年）[1]。

5.2.3　心肌梗死的定位

利用心电图，可以对急性心肌梗死进行定位，甚至可以推测罪犯血管，例如左主干闭塞和左前降支近端闭塞的患者肯定是高危人群。这些临床心电图技巧对于初学者来说，可能很难，不过，通过掌握常规心电图的定位方法，结合临床，有条件的单位，医生还可以结合患者的冠状动脉造影结果，来分析心电图，日积月累，相信读者会掌握这种临床心电图的应用。

常见心肌梗死的定位见表5-1。

---

[1]　实际上，少部分心肌梗死患者的病理性Q波可以消失，重新出现r波或R波，详细机制请读者自行查阅有关心电学专著，此处不再赘述。

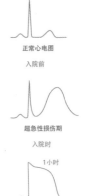

正常心电图

入院前

超急性损伤期

入院时

1小时

ST段抬高

入院后

24小时

Q波形成

入院后

T波倒置

入院后

病理性Q波

1年

图5-12　急性心肌梗死典型心电图演变

表5-1　心肌梗死部位的心电图定位

导联	前壁	前间壁	前侧壁	高侧壁	广泛前壁	下壁	正后壁	后侧壁	后下壁	右室
I	±	±		+	+			+		
II						+			+	
III						±			±	
aVR										
aVL	±	±		+	+			+		
aVF						+			+	
V₁		+			+		∞			+
V₂	±	+	±		+		∞			±
V₃	+	±	+		+		∞			±
V₄	+		+		+					
V₅	±		+	±	+			±		
V₆			+	±	±			±		
V₇			±		±		±	+	±	
V₈							+	+	+	
V₉							+	+	+	
V₃ᵣ										+
V₄ᵣ										+
V₅ᵣ								·		+
V₆ᵣ										+

注：＋表示Q波、ST段抬高和T波倒置；∞表示R波增高、ST段压低和T波直立；±表示可以出现＋的改变。

■ 前间壁心肌梗死：$V_1 \sim V_3$导联（图5-13）。

■ 前壁心肌梗死：$V_3 \sim V_5$导联（图5-14和图5-15）。

■ 广泛前壁心肌梗死：$V_1 \sim V_5$或V_6导联（图5-16）。

■ 侧壁心肌梗死：Ⅰ、aVL、V_5、V_6导联（图5-17）。

■ 下壁心肌梗死：Ⅱ、Ⅲ、aVF导联（图5-18）。

■ 后壁心肌梗死：$V_7 \sim V_9$导联（做常规导联心电图检查时，如有V_1、V_2导联R波增高和T波高耸时，应考虑后壁心肌梗死可能，应加做$V_7 \sim V_9$导联，图5-19）。

■ 右心室心肌梗死：$V_{3R} \sim V_{6R}$导联（图5-20）。

图5-13 急性前间壁心肌梗死心电图。注意，$V_1 \sim V_3$导联ST段弓背向上型抬高，病理性Q波形成，V_3导联T波倒置，形成典型的急性心肌梗死"心电图三联征"图形，如下图：①病理性Q波；②ST段弓背向上型抬高；③T波倒置

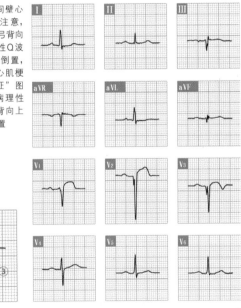

鉴别诊断：左心室肥厚、右心室肥厚、左束支传导阻滞、B型预激综合征、肺心病等情况时，V_1、V_2导联可出现q波或呈QS型，此时要结合临床情况、其他心电图表现等综合考虑，不要一遇到QS波形就诊断为心肌梗死。简而言之，Q波并非心肌梗死所特有。

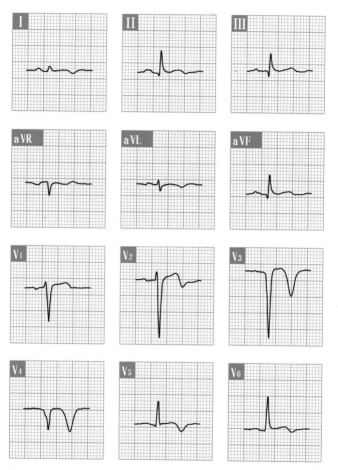

图5-14 急性前壁心肌梗死心电图。注意，$V_3 \sim V_4$导联病理性Q波（QRS波群呈QS型）、ST段弓背向上型抬高和T波倒置。注意本例$V_1 \sim V_2$导联心电图波形正常。前壁心肌梗死的导联组合临床更常见的是$V_2 \sim V_4$或$V_3 \sim V_5$导联

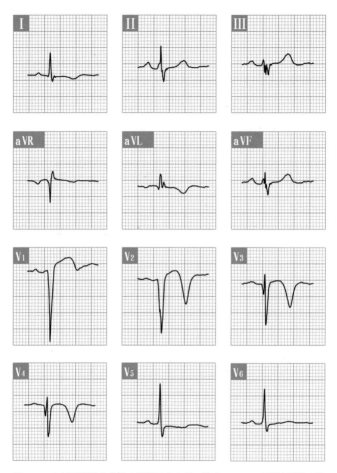

图5-15 急性前间壁和前壁心肌梗死心电图。注意，$V_1 \sim V_4$导联病理性Q波（QRS波群呈QS型）、ST段弓背向上型抬高和T波倒置。心肌梗死的定位可以是单部位，多部位的，根据受累导联组合诊断。读者应该掌握本手册列举的几种常见定位

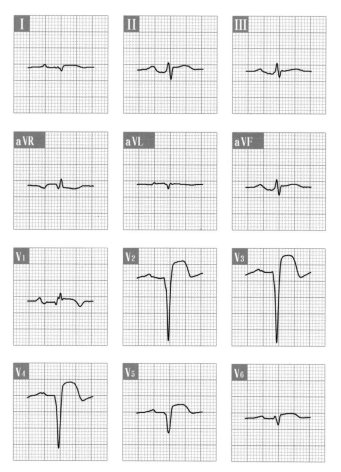

图5-16 急性广泛前壁心肌梗死心电图。注意，$V_1 \sim V_6$ 导联ST段背弓向上型抬高，$V_1 \sim V_5$ 导联Q波形成；QRS波群 V_1 导联呈qR型，$V_2 \sim V_5$ 导联呈QS型，V_6 导联呈rs型，虽然尚无病理性Q波形成，但r波振幅非常小，提示面向该导联的心肌亦有部分坏死，致使心电图除极R波丢失。广泛前壁包括前间壁、前壁和前侧壁，更大面积还包括高侧壁

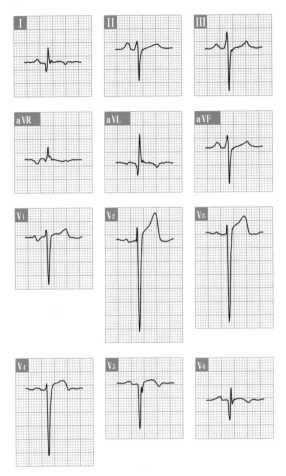

图5-17 陈旧性侧壁心肌梗死。注意 I、aVL、V_5、V_6导联典型的病理性Q波。 I、aVL、V_6导联ST段基本回落到基线，伴T波改变；V_5导联ST段仍呈弓背向上型抬高1.5mm伴T波倒置。这是一例侧壁心肌梗死患者起病3个月以后采集的心电图。侧壁分为前侧壁和高侧壁，既可以单独发生心肌梗死，也可以同时受累。分析心电图时一定要注意阅读全导联

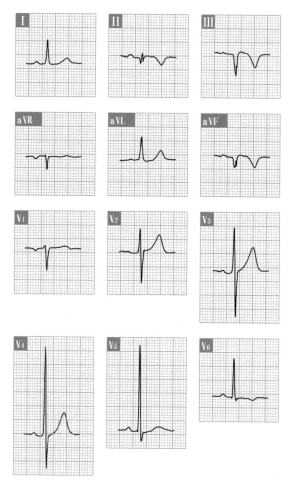

图5-18 急性下壁心肌梗死心电图（充分发展期）。注意，Ⅱ、Ⅲ、aVF导联病理性Q波形成，ST段呈弓背向上形态，但基本回落到基线，T波倒置。下壁心肌梗死经常合并右心室、后壁心肌梗死，因此，下壁心肌梗死患者建议完善18导联心电图检查

图5-19 下后壁（下壁＋后壁）心肌梗死。注意病理性Q波出现导联，Ⅱ、Ⅲ、aVF和$V_7 \sim V_9$导联，各导联ST段已回落到基线，伴T波倒置。Ⅰ、aVL导联T波倒置，提示心肌缺血区域累及高侧壁，但尚无病理性Q波形成。单独的后壁心肌梗死少见，通常合并下壁心肌梗死。注意本图另一个提示后壁心肌梗死的心电图征象即$V_2 \sim V_3$高振幅R波以及T波高耸直立，与后壁病理性Q波和T波倒置形成镜像关系，这种心电图改变是后壁心肌梗死的间接征象，而$V_7 \sim V_9$导联的病理性Q波、ST段弓背型抬高、T波倒置称为后壁心肌梗死的直接征象。本图间接征象中缺少右胸导联ST段压低，原因是后壁ST段抬高已恢复正常

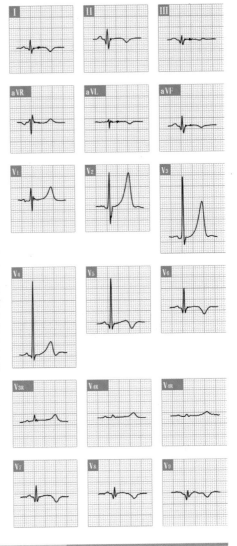

图5-20 急性下壁、右心室心肌梗死。本例心肌梗死累及的导联是Ⅱ、Ⅲ、aVF（下壁）和 V_{3R}~V_{5R}（右心室），明显的病理性Q波和T波倒置，Ⅱ导联ST抬高不明显，其余可见ST段抬高 0.5 ~ 1mm。右心室心肌梗死可以单独发生，但更多的是合并下壁心肌梗死同时发生。右心室心肌梗死时右胸导联ST段抬高的时间很短，通常为数小时至3天左右，这给右心室心肌梗死带来困难。简而言之，对下壁心肌梗死患者强调完善18导联心电图，了解有无右心室、后壁心肌梗死，以便获得完整的诊断

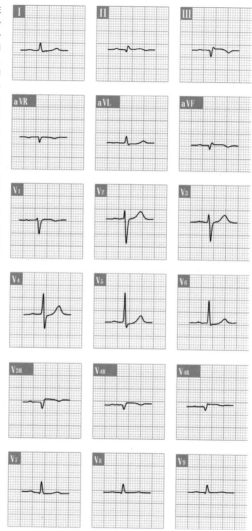

5.2.4 陈旧性心肌梗死

陈旧性心肌梗死主要表现为病理性Q波，ST-T改变通常恢复正常，部分患者可持续存在T波倒置（图5-21）。

图5-21 一例陈旧性下壁心肌梗死心电图。注意，Ⅱ、Ⅲ和aVF导联可见病理性Q波，ST段正常，T波低平。有些正常人Ⅲ导联的Q波时限可≥40ms，振幅≥1/4R，QRS波群呈QS、Qr或QR型，常伴T波倒置，如果Ⅲ导联出现Q波，临床意义不大；如果Ⅱ、aVF导联同时出现Q波，则需要考虑下壁心肌梗死

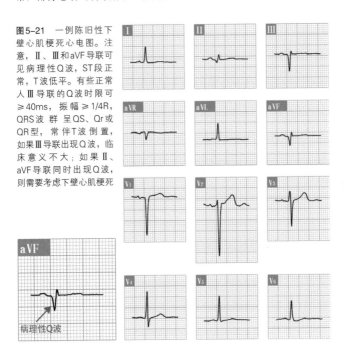

陈旧性下壁心肌梗死另一个重要的鉴别诊断是预激综合征，一些预激综合征会在Ⅱ、Ⅲ、aVF导联呈现QS、QR型QRS波群，但预激综合征PR间期缩短、其他导联预激波等可鉴别。

需要强调的是，病理性Q波并非心肌梗死所特有，心肌病、心肌炎、心肌外伤、心室肥厚等都可以导致Q波异常（参见图2-11和图3-12）。对病理性Q波的解释，一定要结合临床，切勿全部都是心肌梗死。

5.2.5 室壁瘤

有些急性心肌梗死患者，起病后持续 ST 段抬高，要警惕室壁瘤形成。目前认为，心电图出现 Q 波的 $V_1 \sim V_3$ 导联 ST 段抬高 ≥2mm，或 $V_4 \sim V_6$ 导联 ST 段抬高 ≥1mm，持续抬高 2 个月以上即可诊断室壁瘤（图5-22）。超声心动图可进行解剖学的证实和诊断。

图5-22　一例前间壁、前壁心肌梗死患者6个月随访的心电图，可见 $V_1 \sim V_3$ 导联持续性 ST 段抬高，复查心肌坏死标志物阴性，提示并无再发急性心肌梗死，超声心动图证实室壁瘤形成，考虑该患者心电图的持续性 ST 段抬高系室壁瘤所致

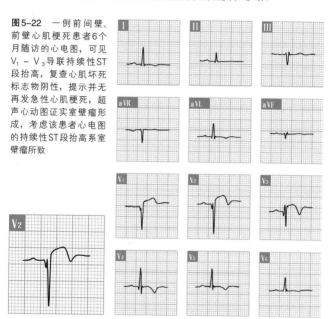

室壁瘤的三大临床危害是恶化心功能、血栓形成和心律失常。

5.3　心肌梗死的一些特殊图形

5.3.1　等位性 Q 波

等位性 Q 波是指由于梗死的面积和部位等原因，导致心电图上出现一些与坏死性 Q 波有相似意义，但并非明显坏死 Q 波的情况，

称为等位性Q波。

■ q波：胸前导联q波不够病理性Q波的诊断标准，但其宽于或深于下一个胸前导联的q波，如$q_{V_3} > q_{V_4}$。

■ 进展型Q波：同一患者在相同体位条件下，出现Q波的进行性增宽或加深，或者在原先无q波的导联上出现新的q波，并且能排除间歇性室内阻滞或预激等继发因素。

■ Q波区：Q波区是指面向梗死区的胸前导联的周围（上下一肋或左右邻近部位）均可记录到Q波的区域。Q波区（特别是胸前导联）的存在支持心肌梗死的诊断。

■ ORS波群起始部的切迹、顿挫。

■ R波丢失：包括①胸前导联的R波递增不良；②两个连续相邻的胸前导联R波的振幅相差≥50%；③同一导联的R波在不同次的心电图记录中呈进行性降低；④有$R_Ⅲ < 2.5mm$、$R_{aVF} < 2.5mm$伴$Q_Ⅱ$存在或$R_Ⅱ$进行性丢失等四种情况（图5-23）。

图5-23 R波递增不良。$V_1 \sim V_4$导联R波的递增顺序消失，V_4导联R波的振幅极低。本例心电图V_2和V_3导联可见明显的U波，U波振幅等于T波振幅，提示低钾血症

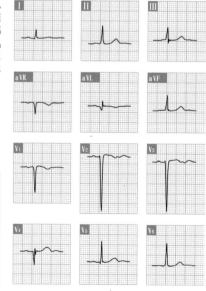

5.3.2　心房梗死

心肌梗死中，常常关注心室梗死而忽略了心房梗死。其实心室梗死时往往合并心房梗死。当心肌梗死时出现以下心电图表现时，则要考虑同时伴有心房梗死。

■ PR段移位：PR段抬高＞0.5mm或压低＞1mm，对心房梗死具有诊断价值。

■ P波形态变化：P波宽大畸形，如M型、W型、不规则形或出现切迹（图5-24）。

■ 房性心律失常：伴有明显而持久的房性心律失常，如房性早搏、房性心动过速、房扑或房颤。

■ 存在对应部位的心室梗死。

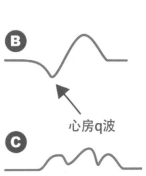

心房q波

图5-24　心房梗死时各种异常P波举例

位置型Q波

正常情况下，由于心脏解剖位置的不同，某些导联可出现Q波，这类Q波称为生理性Q波或位置性Q波，不要误诊为心肌梗死。

①aVL导联Q波

体型瘦长的人，aVL导联可出现QS波、Qr波，但Ⅰ导联无相应的变化，无心肌梗死的定位关系，亦无ST-T的相应改变（图5-25）。

②Ⅱ、Ⅲ、aVF导联上的Q波

体型肥胖的人，Ⅲ导联可出现QS、QR或Qr波，但Ⅱ、Ⅲ导联不会同时出现相同变化，无心肌梗死的定位关系，亦无ST-T的相应改变。做深吸气后屏气，Q波会变浅或消失。

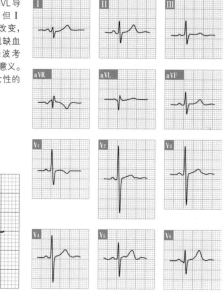

图5-25 本例心电图aVL导联呈Qr型，T波低平，但Ⅰ导联无Q波，无ST-T改变，纵观其余导联亦无心肌缺血改变，因此aVL导联Q波考虑位置型Q波，无临床意义。本例为一名30岁健康女性的心电图

5.3.3 心肌梗死合并束支传导阻滞

心肌梗死合并右束支传导阻滞一般不难判断，两种表现均可显示。由于心肌梗死主要影响QRS波群的起始部分，右束支传导阻滞主要影响QRS的终末部分，因而不影响病理性Q波的形成（图5-26）。

心肌梗死合并左束支传导阻滞时，会相互干扰。左束支传导阻滞时，如Ⅰ、V_5、V_6导联出现Q波，不论其如何微小，均提示合并心肌梗死，并可出现V_5、V_6导联QRS波群电压减小，伴ST段抬高≥1mm以及动态变化。

心肌梗死合并束支传导阻滞的心电图建议读者了解束支传导阻滞的基本图形后，再来体会。至于左束支传导阻滞背景下的心肌梗死诊断，需要心电图医师和临床医师具有较高的实践技能，本手册不做过多介绍，感兴趣的读者可阅读相关心电学专著。

图5-26 心电图诊断：①窦性心律；②电轴左偏；③完全性右束支传导阻滞。注意V1导联呈QR图形

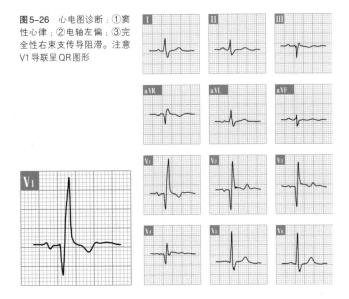

5.3.4 心肌梗死合并心律失常

很多心肌梗死合并心律失常，包括致命性室性心律失常。对于心律失常，我们放在心律失常专题中介绍，这里仅强调一点，急性心肌梗死患者一定要加强心脏节律的监护，以便及时处理危急情况。

宋凌鲲

第6章
电解质、药物与心电图

6.1 高钾血症　重点　T波高尖对称

正常血钾浓度 3.5～5.5mmol/L，当血钾浓度高于 5.5mmol/L 时，称为高钾血症，常见于急性肾功能衰竭、慢性肾炎、尿毒症、溶血性疾病、糖尿病酸中毒、挤压综合征、肾上腺皮质功能减退症、口服大量钾盐、大量组织坏死、大量输血或静脉输入大量钾盐等。

6.1.1 心电图特征

■ T波帐篷状高尖，双支对称，基底变窄（图6-1～图6-3）。

图6-1　高钾血症心电图。注意，V_2～V_5导联T波高尖，沿V_3～V_5导联T波的顶峰做基线垂线，T波形态近乎对称，诊断为高钾性T波

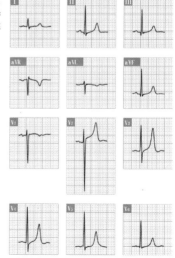

- P波电压降低、低平直至消失，甚至可出现窦室传导。
- QRS波群时限延长，电压降低，S波加深。
- QT间期缩短。
- 心律失常（可出现房室传导阻滞、室内传导阻滞、窦性静止、室性心动过速、心室扑动、心室颤动、心室停搏等）。

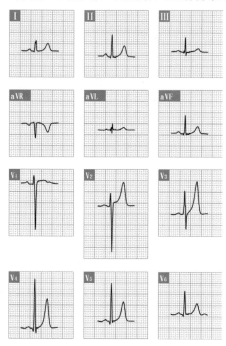

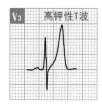

图6-2 一例31岁尿毒症女性患者的心电图，提示高钾血症性T波高耸，特别见于 $V_2 \sim V_5$ 导联。建议读者与本手册之前心的心电图T波相对比，体会高钾性T波的特征为高尖

6.1.2 窦室传导

心房肌对血钾浓度的改变特别敏感，当血钾浓度升高时，可使心房肌兴奋性和传导性完全丧失，心室肌也出现传导障碍。但窦房结的自律性和结间束的传导不受影响，仍可通过窦房结发出激动，沿结间束直接下传到房室交界区、希浦系统及心室肌，产生窦室传导节律。因此在心电图上表现为：

■ P波消失，呈QRS-T波，心室率缓慢（图6-4和图6-5）。

■ 高钾血症心电图，如T波帐篷状高尖，QRS波群增宽。

窦室传导时产生宽QRS波，如果心房率＞100次/分，势必会产生宽QRS波心动过速。

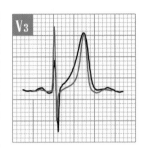

图6-3 V₃导联正常心电图波形（图1-3，黑色）和高钾血症心电图波形（图6-1，橙色）比较，可以看出高钾血症T波的基底部较窄，T波形态相对正常T波对称（注意，这里并非强调绝对对称）

图6-4 一例43岁男性肝癌患者血钾正常时的心电图，注意P波高大，形态正常，QRS波时限、形态正常

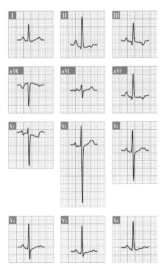

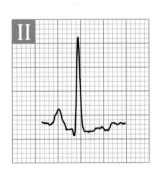

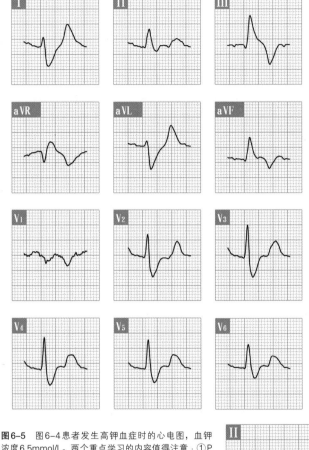

图6-5 图6-4患者发生高钾血症时的心电图，血钾浓度6.5mmol/L。两个重点学习的内容值得注意：①P波振幅明显降低，近乎成等电线，但隐约的切迹仍可辨析，说明高钾血症对心房肌除极产生显著的抑制作用；②QRS波群均匀增宽，非左束支和非右束支传导阻滞图形，提示弥漫性室内传导阻滞，是高钾血症对心室肌除极产生显著抑制作用的结果

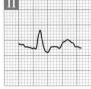

6.1.3 高钾血症的临床与心电图联系

高钾血症的临床表现取决于原发疾病、血钾升高程度和速度等因素。患者一般无特异症状，主要是钾对心肌和骨骼肌的毒性作用，表现为心肌收缩力降低，心音低钝，可使心脏停搏于舒张期，心率减慢，出现室性早搏、房室传导阻滞、心室颤动及心搏骤停等心律失常。

心电图对血钾改变的早期诊断与治疗均有很大的帮助，但心电图的敏感度和特异度不及血液生化检验。一般来说如无心肌损伤所引起的局部改变，则心肌内钾含量所引起的心电图表现与血清钾的水平相一致，因此心电图检查主要反映心肌（细胞内）钾的水平，与血清钾（细胞外）有直接关系，但并非完全平行（表6-1）。特别是一些慢性肾脏疾病的患者，心电图表现为高钾性T波，但血钾可以正常，这是心肌对既往高钾血症的一种记忆现象或适应性改变。

表6-1　高钾水平和心电图改变的关系

血钾水平	心电图改变
＞5.5mmol/L	T波帐篷状高尖，QT间期正常或缩短
＞6.5mmol/L	QRS波群时间增宽，S波加深
＞7mmol/L	P波增宽变平，PR间期及QT间期延长，ST段下降
＞8.5mmol/L	P波消失，形成窦室节律
＞10mmol/L	QRS波群与T波融合成正弦曲线，直至心室停搏

6.2 低钾血症　　　重点 U波增大

血钾浓度低于3.5mmol/L时为低钾血症，常见于钾丢失过多（过多利尿）和摄入不足（大量补液时未补充钾盐）。

6.2.1 心电图特征

■ U波增高＞1mm，有时超过同导联T波，T-U波融合（图6-6、图6-7和图6-8）。

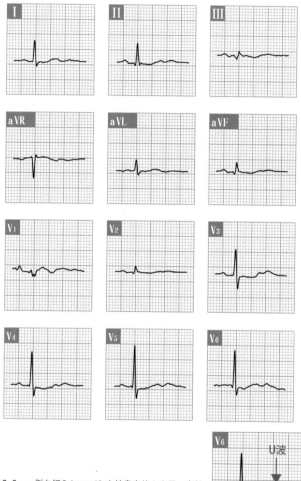

图6-6 一例血钾3.1mmol/L女性患者的心电图。窦性节律，I、II、III、aVF、V₃~V₆导联可见U波，U波振幅 > 1/2T波振幅。注意，胸导联T波低平，U波增大，振幅甚至超过同导联T波振幅

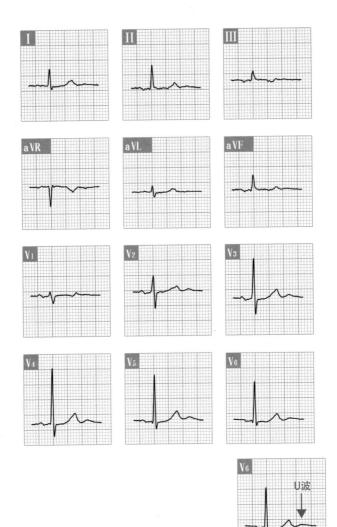

图6-7 与图6-6同一患者血钾纠正后的心电图，可见T波振幅明显恢复，T波>U波的正常形态恢复

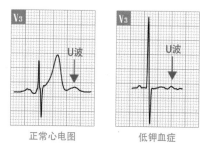

正常心电图 低钾血症

图6-8 正常心电图和低钾血症V₃导联比较。U波通常在 V₂ ~ V₄ 导联明显，正常情况下，T波振幅明显大于U波振幅；低钾血症时，T波低平，T波振幅≤U波振幅

- T波平坦甚至倒置。
- ST段下移≥0.5mm。
- 可出现各种心律失常，尤其是室性早搏和室性心动过速（图6-9）。

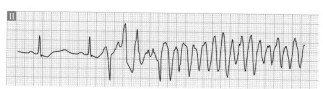

图6-9 一例低钾血症患者发生的尖端扭转型室速，这是一种低钾血症常见的快速性室性心律失常，是一种继发性长QT综合征

6.2.2 临床表现

低钾血症是临床常见的电解质紊乱。低钾血症时使用洋地黄，容易发生心律失常，因此洋地黄和利尿药合用的患者特别要重视检测血钾浓度。

6.3 低钙血症

血清钙＜2mmol/L称为低钙血症。临床上，慢性肾功能衰竭的患者常常同时存在高钾血症和低钙血症，因此形成了一种奇特的典型组合：长ST段＋高尖T波。

心电图诊断

■ ST段平直延长，无上下偏移，T波直立无增宽现象，只有当血钙严重降低时，T波才变为平坦、倒置。低钙血症伴高钾血症时ST段延长，T波狭长高尖；低钙血症伴低钾血症时，ST段延长，T波平坦，U波明显（图6-10）。

■ QT间期延长，但QT_c一般不超过140%。

图6-10 尿毒症患者的心电图，基础节律为心房颤动，注意ST段显著延长，伴T波对称高尖，符合低钙血症合并高钾血症心电图改变。ST段延长在临床心电图上还见于长QT综合征

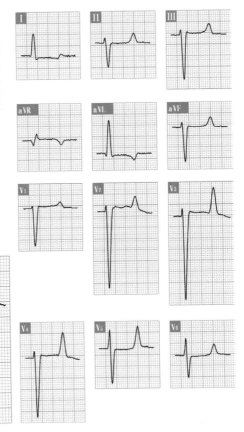

6.4 洋地黄效应

6.4.1 心电图特征

■ 以R波为主的导联ST段呈下垂型压低，T波平坦、负正双向或倒置，ST段与T波形成"鱼钩"形状改变（图6-11、图6-12）。

■ QT间期缩短。

图6-11 一例服用地高辛治疗心衰患者的心电图。心电图诊断：①窦性心律；②左心室肥厚；③ST-T改变。注意Ⅰ、Ⅱ、V₄~V₆导联ST段呈下垂型压低，T波负正双向，正向部略高于基线，形成"鱼钩样"改变

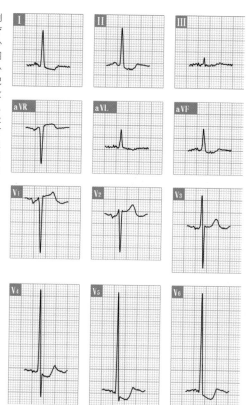

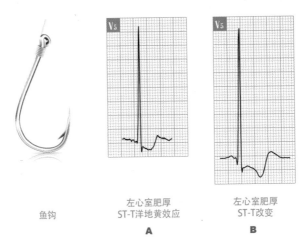

鱼钩

左心室肥厚
ST-T洋地黄效应

A

左心室肥厚
ST-T改变

B

图6-12 左心室肥厚时的ST-T改变，注意ST段压低时的形态不同。A呈典型的下垂型，并和随后的T波形成平滑的"鱼钩样改变"。B取自图2-7的V₅导联，ST压低时呈一种弓背上凸型

6.4.2 临床应用

洋地黄效应只是表明洋地黄类药物对心电图ST-T的影响，并非中毒的表现，也不是停药的指针。

6.5 洋地黄中毒

6.5.1 洋地黄中毒的临床表现

■ 全身症状：疲乏，虚弱。

■ 视觉症状：黄视，绿视。

■ 消化系统症状：恶心，食欲缺乏，腹痛，恶心，呕吐。

■ 神经精神症状：头痛，异常梦境。

6.5.2 心律失常

洋地黄中毒可表现为多种形式的心律失常，某些心律失常具有特征性。洋地黄中毒相关心律失常如果未能得到及时医治，可导致患者死亡。洋地黄中毒常见的特征性心律失常如下。

■ 室早二联律

室性早搏是洋地黄中毒最常见且最早出现的心律失常，发生率约50%。室性早搏可为单源性、多源性、多形性；可以偶发或频发，室早二联律是洋地黄中毒的一种特征性心律失常（图6-13）。

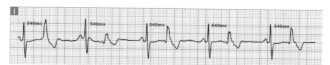

图6-13 洋地黄中毒——室早二联律。注意室性早搏配对间期一致（540ms），但形态不一，提示多形性

■ 双向性室性心动过速

室性心动过速常为洋地黄中毒的晚期表现，发生率10%，可短暂或持续存在，一旦出现是紧急停用指标，特征性的室性心动过速是双向性室性心动过速（图6-14）。

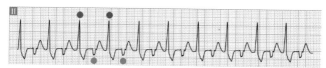

图6-14 洋地黄中毒——双向性室性心动过速。橙色和蓝色圆圈分别标示出两种类型的室性心搏

■ 自律性房性心动过速伴不同程度的房室传导阻滞。
■ 交界性心动过速伴不同程度的房室传导阻滞。
■ 窦房传导阻滞。
■ 心房颤动伴三度房室传导阻滞。

孙柏林

第7章

心律失常概要

心律失常是指心脏激动的起源异常或传导异常或两者兼而有之。起源异常包括心脏激动起源部位异常和频率异常，例如正常人窦性频率75次/分，甲亢患者仍为窦性节律，但频率可达到156次/分，则属于异常。传导异常是指心脏激动的传导速度和顺序异常，甚至导致传导中断。

7.1 心脏的传导系统

图7-1为心脏的传导系统模式图。心脏激动的传导本质是动作电位的扩布。正常窦性冲动起源于窦房结，经过结间束传导至房室结，然后通过希氏束，近乎同步的经左束支和右束支传导至终末浦肯野纤维，最后激动心室肌。窦性冲动激动心房，即产生心电图上的P波，激动心室即产生心电图上的QRS波，T波是心室肌的复极波，心房复极波振幅较小，一般不明显。房室交界区

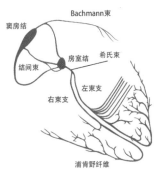

图7-1 心脏传导系统模式图

以及希氏束处的电活动微弱，不产生心电波，故心脏激动在这两个部位传导时，形成心电图上平直的PR段。

通过上面一段文字描述，读者应该建立以下两个基本概念：

■ 窦性冲动是人类唯一正常的节律。

■ 正常激动传导是从上到下的。

窦室传导时产生宽QRS波，如果心房率>100次/分，势必会产

生宽QRS波心动过速。

7.2 心肌的动作电位

7.2.1 动作电位分期

心脏电活动可以用动作电位表示。不同部位心肌的动作电位曲线是不同的，我们以心室肌为例说明动作电位的几个时期（图7-2）。

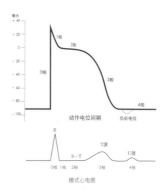

图7-2 心室肌动作电位

■ 0相：除极期，钠离子快速进入细胞内所致，膜电位由-90mV上升迅速达+30mV，相当于心电图的QRS波群。

■ 1相：快速复极期，快钠通道关闭所致，膜电位由+30mV迅速下降到0mV，相当于心电图的J点。

■ 2相：平台期，钙离子和钠离子内流和钾离子外流平衡所致，膜电位基本维持在0mV左右。相当于心电图的ST段。

■ 3相：缓慢复极期，主要是钾离子外流，膜电位由0mV逐渐下降至-90mV，相当于心电图的T波。

■ 4相：静息期，通过心肌细胞膜上的钠-钾泵作用，使膜电位维持在-90mV左右。相当于心电图T-Q间期。

7.2.2 动作电位的不应期

心肌细胞在发生一次兴奋（即产生动作电位）后，动作电位从0相开始到3相中期，膜电位达到-60mV这一时期，无论多强的刺激，都不会引起心肌产生新的动作电位，这一时期称为有效不应期。

当膜电位由有效不应期到复极基本完成，约-80mV，如果给予心肌一个高于正常阈值的刺激，可引起扩布性兴奋，为相对不应期。相对不应期产生的冲动传导性较差，因为这个动作电位是建立在膜电位尚未完全恢复的基础之上。

当心肌细胞继续复极，膜电位由-80mV恢复到-90mV之前，小于阈值的刺激也能引起一次心肌细胞除极，但这个动作电位的幅度、速度及兴奋的传导性均低于正常，称为超常期。

相对不应期早期，心肌复极程度不一，如果心肌受到刺激，极易形成折返而引起心律失常，

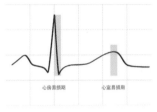

图7-3　心房易损期和心室易损器

这一时期称为易损期。心房的易损器相当于R波降肢，心室易损期相当于T波波峰前后30ms左右（图7-3）。临床上，起搏脉冲刺激或室性早搏落在T波顶峰的前或后30～40ms内，极易诱发室性心动过速和室颤。

7.3　心律失常的分类

心律失常的分类方法众多，但迄今尚无一种方法能满意地涵盖心律失常发生的电生理机制、心电图表现和临床。

7.3.1　激动起源异常

■ 窦性心律失常

包括窦性心动过速、窦性心动过缓、窦性心律不齐、窦性早搏、窦性停搏、窦房传导阻滞及病态窦房结综合征。

■ 异位心律

（1）主动异位心律

① 早搏（期前收缩）：房性、交界性、室性。

② 心动过速：房性、交界性、室性。

③ 扑动与颤动：房性、室性。

（2）被动异位心律

① 逸搏：房性、交界性、室性。

② 逸搏心律：房性、交界性、室性。

（3）游走性心律

7.3.2　激动传导异常

■ 生理性传导阻滞：干扰和脱节。

■ 病理性传导阻滞

① 窦房传导阻滞：一度、二度、2∶1阻滞、高度和三度。

② 心房内传导阻滞。

③ 房室传导阻滞：一度、二度（Ⅰ型、Ⅱ型）、2∶1阻滞、高度和三度。

④ 心室内传导阻滞：左束支传导阻滞，右束支传导阻滞，分支传导阻滞。

⑤ 传导通路异常：预激综合征，房室结双径路或多径路。

7.3.3　激动起源合并传导异常

■ 并行心律。

■ 反复心律。

■ 折返性心律失常。

■ 异位心律合并束支传导阻滞。

7.3.4　起搏器诱发的心律失常

7.4　心律失常临床

临床心律失常纷繁复杂，是不少初学者的难点。为了便于读者快速掌握常见心电图改变，我们只介绍基本的心律失常以及简要的分析技巧。

心律失常并非都是病理性的，一部分是生理性的，并不需要特殊处理，例如运动中出现的窦性心动过速。病理性心律失常中，又有一部分不需要特殊治疗，治疗的重点是原发疾病本身，例如交界性逸搏心律；另有一部分是危及生命的恶性心律失常，例如窦性停搏、多形性室速、心房颤动伴旁道下传心室、心室颤动等，读者应该掌握这些心律失常，因为它们具有重要的临床意义。

7.4.1　室性和室上性心搏

室性心搏是来自希氏束及其以下传导部位产生冲动，例如室性早搏、室性心动过速。室性心搏一般为宽QRS波，偶尔为窄QRS波。

室上性心搏是希氏束以上部位产生的冲动，例如窦性节律、心房颤动等。正常情况下，室上性心搏产生窄QRS波，伴室内传导阻滞时，产生宽QRS波。

当心室由室上性心搏控制时，此时心房和心室是一个整体，例如窦性心律、心房颤动等。室上性冲动可以完全下传心室，也可以部分下传心室，后者产生的原因是生理性或病理性传导阻滞。当室上性冲动不能控制心室时，为了维持机体的泵血，心室务必会产生自主的节律，两者无关，例如三度房室传导阻滞。

7.4.2 宽QRS波和窄QRS波

QRS波间期≥120ms，称为宽QRS波，常见于室性心搏、室内传导阻滞、室上性心搏伴差异性传导、心室起搏等（图7-4）。

QRS波间期<120ms，称为窄QRS波，主要见于室上性心搏，偶尔来自希氏束的心搏也会产生窄QRS波（图7-4）。

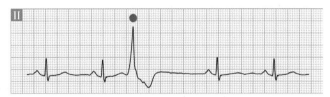

图7-4 窄QRS波和宽QRS波。本节律条图共5个QRS波群，第1、2、4、5个QRS波群为窦性节律下传激动心室产生的窄QRS波；第3个心搏为室性早搏，来自心室层面，QRS波宽大畸形，T波与QRS主波相反

虽然不太严谨，但大致可以这样认为：经正常传导系统，正常顺序下传的室上性冲动，产生窄QRS波；异位冲动（例如室性早搏）、异位传导（例如完全性右束支传导阻滞）或两者兼而有之（心房颤动合并完全性左束支传导阻滞）等产生宽QRS波。

心动过速中，窄QRS波心动过速和宽QRS波心动过速是常见的分类，每类涉及的鉴别诊断是临床心律失常学的重点。

7.4.3 心律失常的心电图分析策略

心律失常的心电图分析是心血管专科医生的重要临床技能。一个策略是，心律失常的分析一定要有助于临床，切不可因一味追寻心电图的完美解释，而置患者救治于不顾，特别是一些危重症患者。心律失常的常见分析技巧如下（图7-5）。

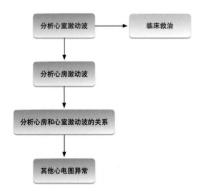

图7-5　心律失常心电图分析顺序

■ 分析心室激动波

分析心室激动波的频率，60 ～ 100次/分的频率无论激动起源何处，往往都能维持稳定的血流动力学。进而分析QRS波的形态、时限，判断QRS波群的来源。

如果患者临床情况不允许详细分析心电图，则同步开展临床救治，例如血流动力学不稳定的宽QRS波心动过速、心室颤动、心脏停搏等。

■ 分析心房激动波

分析心房激动波是解释复杂心律失常的关键，了解心房激动波的性质，是窦性P波、房性P波、心房扑动波、心房颤动波、逆行P波、还是心房激动波不可见。有时心房可以产生两种心房激动波。

如果未能发现心房激动波，可能的原因有两个：①确实无心房激动波产生，例如心房静止、窦性停搏等；②有心房激动波产生，但隐藏于QRS波群中不显，例如宽QRS波心动过速时。

■ 分析心房和心室激动波的关系

如果能发现心室激动波和心房激动波，则能进一步分析心房激动波和心室激动波的关系。心房激动波与心室激动波是否存在传导关系，如果存在，是1∶1传导，还是非1∶1传导，对于后者，要进一步分析心房激动波脱落的原因（图7-6）。

心房激动波和心室激动波的传导关系，可以用PR关系来判断。如果PR固定不变，或具有一定规律性演变，提示心房激动波和心室激动波存在一定关系，并据此判断关系的所属。如果无固定的PR关系，心房率和心室率不等，提示存在房室分离，并据此判断分离的

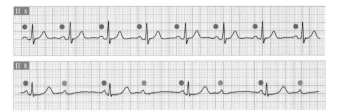

图7-6 A条为正常节律条图，橙色圆圈指示每一个心房激动波，本例为窦性P波，P波个数和QRS波个数呈1：1关系。B条心房激动波仍为窦性P波，橙色圆圈指示下传的窦性P波，频率62次／分；计算QRS波群频率为31次／分，窦性P波和QRS波呈2：1关系，提示有近一半的窦性P波未能下传心室产生QRS波群，蓝色圆圈指示未能下传的窦性P波，本例为2：1房室传导阻滞

原因，是生理性还是病理性。病理性房室分离的典型实例是三度房室传导阻滞。

心房和心室激动波出现的顺序也是分析复杂心律失常所需。心房激动波可出现于QRS波之前，隐藏于QRS波群中，或出现于QRS波群之后。

■ 其他心电图异常

分析心律失常心电图时，不要忽略一些有重要临床意义的心电图改变，例如ST段抬高、QT间期延长、T波高尖、特殊波形（Brugada波、epsilon波等）。

心律失常的分析具有一定的原则和规律，读者要灵活掌握。对于初学者，要掌握常见基础心律失常图形的表现，然后才能举一反三，学会复杂心律失常的分析。

7.4.4 临床心律失常的诊断技术

临床上，诊断心律失常的技术有常规心电图、动态心电图、食管心电图、监护心电图、电话传输心电图、事件记录器和心内电生理检查。有时还要借助一些运动、药物等手段激发心律失常的发生，医生要掌握这些临床心律失常诊断技术的适应证、禁忌证以及做好安全措施。

在我国，尽管一些大医院广泛开展了心内电生理检查，但并不是每一位心律失常患者都需要进行电生理检查。同理，基层医疗单位，心电图仍是临床医生诊断心律失常的基本工具，条件好一点的单位已经配置了动态心电图机、运动平板心电图机。总之，在有创的介入诊疗时代，无创心电检查技术仍在临床上占有重要的地位，且具有不可替代的价值。

诊断报告的规范性

日常工作中，医疗专业人员之间的交流使用大量的缩略语，例如心肌梗死简称心梗、窦性心动过速简称窦速等，这种基于便于工作交流而使用缩略语是允许的，但如果要转化为书面文字，例如病历书写、诊断报告、护理记录等，一定要使用完整规范的医学词汇，不能简写，对于心电图报道亦是如此。

成小凤

第8章

窦性心律失常

8.1 正常窦性心律

8.1.1 心电图特征

■ 窦性节律，Ⅰ、Ⅱ、aVF、$V_4 \sim V_6$ 导联 P 波直立，aVR 导联倒置（参见图1-3）。

■ PP间期基本规整，P波频率60～100次/分（图8-1）。

■ PR间期120～200ms。

■ QRS波群形态正常，时限＜120ms。

8.1.2 临床应用

窦性节律是人类唯一正常的节律，读者一定要掌握窦性P波和正常窦性节律的判定。

窦性节律起源于窦房结，窦房结细胞的动作电位没有4相静息期，而是复极达到一定程度后（最大舒张电位），膜电位逐渐变正，直至产生新的动作电位（图8-2）。窦房结细胞动作电位的这种特性，就称为自律性。窦房结正是由于

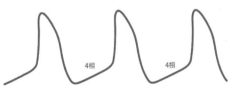

图8-2 窦房结动作电位曲线。注意，4相时膜电位逐渐形成，而不是恒定在某一水平（参见图7-2）

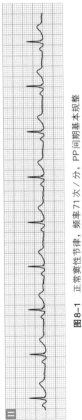

图8-1 正常窦性节律，频率71次/分，PP间期基本规整

在进化中拥有了自律性，能够自发的产生电活动，而且自律性在整个心脏传导系统中最高，因而窦房结是人类正常心律的主宰。

8.2　窦性心动过速

8.2.1　心电图特征

■ 窦性节律，Ⅰ、Ⅱ、aVF、$V_4 \sim V_6$导联P波直立，aVR导联倒置。

■ P波频率 >100次/分，多在100 ～ 160次/分，个别可达180次/分（图8-3和图8-4）。

■ 常伴ST-T改变：ST段压低，T波低平，QT间期缩短。

8.2.2　临床应用

窦性心动过速是窦房结自律性增强的结果。窦性心动过速需要与窦房折返性心动过速、房性心动过速等心律失常鉴别，主要的鉴别要点如下。

① 窦性心动过速的发作特点是"渐发渐止"，即发作时频率逐渐增快，直至达到最高频率，终止前频率逐渐减慢，直至心率恢复正常，整个心律失常发作持续时间较长。窦房折返性心动过速常由房性早搏诱发，呈"突发突止"形式，即发作时，心率瞬时达到心动过速的最高频率，终止时骤然恢复正常心率，心动过速持续时间短暂。

② 房性心动过速的P′波来自心房，形态与窦性P波存在较大区别；如果异位P′波起源灶靠近窦房结，则形态接近窦性P波，较难与窦性心动过速区分。不过，如能观察到心动过速发作前由房性早搏引发，支持房

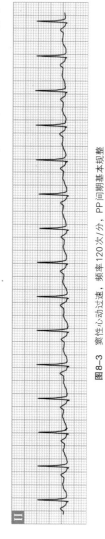

图8-3　窦性心动过速，频率120次/分，PP间期基本规整

性心动过速的诊断。

③窦性心动过速的P波形态与心率较慢时的窦性P波可以相同，也可以不同，这是因为快频率的窦性冲动起源于窦房结的头部，P波较为高尖。不过，这种关系并不绝对，临床上有时可以见到窦性心率较慢时P波高尖，心率增快时P波振幅降低。

频率140～160次/分的窦性心动过速和房性心动过速有时很难鉴别，有时心动过速发作时并无助于鉴别诊断，需要对比发作前后的P波形态以及了解心动过速的发作形式（图8-4）。

频率更快的窦性心动过速，P波与之前的T波重叠，有时在某些导联分辨不清。注意观察12导联心电图，一旦其他导联发现P波的痕迹，即能肯定诊断。

④窦性心动过速的治疗取决于发生窦性心动过速的背景，生理性的窦性心动过速都不需要治疗，往往诱发因素消失后心率自行恢复。

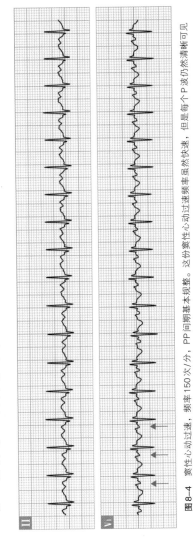

图8-4 窦性心动过速、频率150次/分，PP间期基本规整。这份窦性心动过速频率虽然快速，但是每个P波仍然清晰可见

8.3 窦性心动过缓

8.3.1 心电图特征

■ 窦性节律，Ⅰ、Ⅱ、aVF、$V_4 \sim V_6$ 导联P波直立，aVR导联倒置。

■ P波频率<60次/分，<45次/分为严重窦性心动过缓（图8-5）。

■ 常伴窦性心律不齐，有时合并交界性逸搏或室性逸搏（图8-6）。

8.3.2 如何发现逸搏？

缓慢性心律失常时，判断是否存在逸搏是心电图阅读质量的一个体现。例如图8-6，稍不留神就笼统判读为窦性心动过缓，而忽略逸搏的诊断；阅读能力稍强一点的医师，能够把R_2分析为交界性逸搏；阅读能力最强的医师，能够进一步把R_4分析为交界性逸搏。

利用PR间期是否恒定或变动，可以判断P波和QRS波是否有关，一个原则是：利用恒定的PR间期作为基础，去考察其余的PR间期。P_1R_1和P_3R_3间期恒定为160ms，说明QRS波群是正常P波下传产生；P_1R_1和P_3R_3间期不恒定，说明QRS波群与P波实际是无关的，是交界性逸搏（图8-7）。

8.3.3 鉴别诊断

窦性心动过缓的鉴别诊断有未下传的房性早搏和2:1窦房传导阻滞。

■ 房早未下传：T波上可见异位P′波重叠形成的切迹。

■ 2:1窦房传导阻滞：延长心电图采

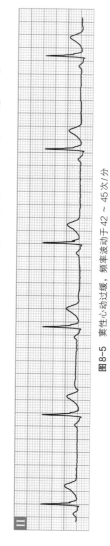

图8-5 窦性心动过缓，频率波动于42～45次/分

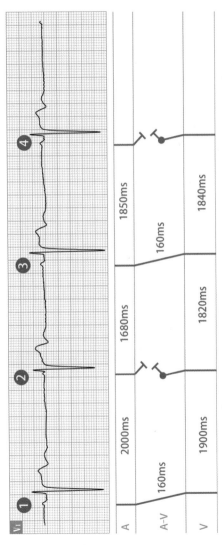

图8-6 本例心电图共有4个P波和QRS波，PP间期和RR间期彼此不等。第①和③个P-QRS-T波群恒定，P波和QRS波关系（PR间期）160ms，这两个心搏为窦性节律下传心室。我们注意看第②个P波和QRS波相靠非常紧密，PR间期靠非常短，不符合正常传导规律，实际上R₂并非R₂下传产生，而是一个来自交界区的逸搏下传心室所致。P₁P₂间期长达2000ms，心率30次/分，为了弥补窦性心律过于缓慢的不足，交界区部位的起搏点抢先发放了一个冲动，以维持心室的泵血。P₃随后发放，频率35次/分。P₄再一次推迟发放，心率32次/分，R₄貌似P₃下传，而实际非P₃下传，因为P₄R₄间期仅130ms，较P₁和P₃下传PR间期缩短30ms，这种PR间期的变动值得推敲。从梯形图上可以看出，非交界性逸搏R₄是一次交界性逸搏失常时出现的逸搏，说明缓慢的逸搏能够稳定心室，防止过缓心率对泵血的不利影响。而RR间期仅R相差80ms，这种现象说明缓慢窦性心动过缓：①窦性心动过缓；②交界性逸搏

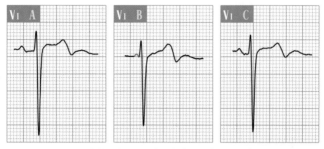

图8-7 图8-6的PR间期举例。图A为正常窦性心律，PR间期160ms，并有较好的重复性、稳定性。图B的PR间期非常短，QRS之前的圆顿波形为P波的一部分，另一部分隐藏在交界性逸搏的QRS波群之中，如此短的PR间期不符合正常传导规律，正常PR间期120～200ms，因此B是一个窦性P波和一个交界性逸搏的重叠。图C的诊断有些困难，PR间期貌似正常，但与确立的基础值160ms相比，短了30ms，正是这种缩短说明C的P波和QRS波无关，形成的"PR间期"只是一种假象，C仍为一个窦性P波和一个交界性逸搏的组合

集时间，增快心率（药物或运动）后心率成倍增加提示2：1窦房传导阻滞。

8.3.4 临床应用

窦性心动过缓的治疗重点是基础疾病，一般针对窦性心动过缓本身不需要特殊处理。只有影响血流动力学的严重窦性心动过缓需要特殊治疗。

8.3.5 梯形图

梯形图又叫Lewis线，利用横线、直线和斜线反映心脏冲动的起源和传导。梯形图是分析心律失常的一个有用工具。在图8-6的分析中，我们使用了梯形图。简单的梯形图由四条横线组成三行：第一行（A）内的垂线代表激动在心房内的传导，相当于心电图上的P波；第二行（A-V）代表激动在房室交界区内的传导；第三行（V）内的垂线代表激动在心室内的传导，相当于心电图上的QRS波群；P波和QRS波群先后出现，连接第一行和第三行内的垂线，由于先后关系，产生一条斜线，即代表PR间期。

有时为了满足复杂心律失常的分析，可在A行之上加上S行，代表窦房结至心房的传导情况；在V行上下各加上一行，代表束支或心室异位激动的传导情况。初学者可以从三行梯形图入手，掌握简单图形的绘制，一些特殊符号和简单实例的解释见图8-8。

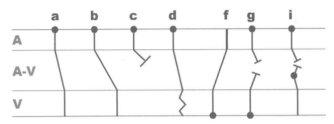

图8-8 各种梯形图举例。a：窦性激动沿正常传导系统，正常传导速度下传至心室。b：窦性激动的传导在房室交界区存在延迟，注意该处的斜线较a倾斜，导致A行和V行垂线之间的距离增大。c：窦性冲动受阻于房室交界区未能下传心室。d：窦性冲动在心室内发生差异性传导，注意V行的垂线以折线取代。e：室性激动逆行传导至心房，注意A-V行的斜线倾斜方向与a、b、d相反，借此代表逆传。f：窦性冲动顺传和室性冲动逆传在房室交界区内发生干扰，导致窦性冲动未能下传心室，室性冲动未能逆传进入心房。g：房室交界区激动下传心室，逆行时与顺传的窦性激动在房室交界区内发生干扰，导致窦性激动未能下传心室，房室交界区激动未能逆传进入心房。A为心房层面；A-V为房室交界区层面；V为心室层面

8.4 窦性心律不齐

8.4.1 呼吸性窦性心律不齐

- 窦性节律，Ⅰ、Ⅱ、aVF、$V_4 \sim V_6$ 导联P波直立，aVR导联倒置。
- PP间期不规整，相差 > 120ms 或 160ms。
- PP间期与呼吸有关：吸气时，PP间期缩短，心率增快。呼气时，PP间期延长，心率减慢；屏气时，PP间期一致（图8-9）。
- PR间期固定，一般 > 120ms。

8.4.2 非呼吸性窦性心律不齐

此类窦性心律不齐的心率变化与呼吸周期无关。

- 心电图有窦性心律不齐的特点。

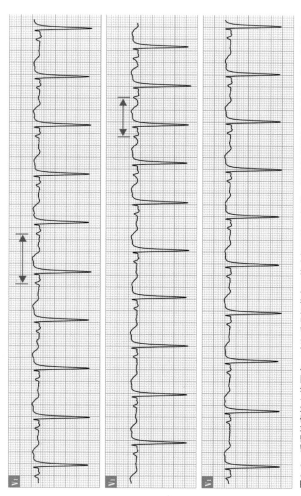

图 8-9 呼吸性窦性心律不齐。对比呼吸相蓝色双箭头指示的 PP 间期，比吸气相橙色双箭头指示的 PP 间期差距 >120ms，诊断呼吸性窦性心律不齐

■ 窦性心律不齐不随呼吸的变化而变化，屏气试验时，心律不齐依旧存在（图8-10）。

8.4.3　室相性窦性心律不齐

　　窦性心律不齐与QRS波的出现有关，常见于高度房室传导阻滞或三度房室传导阻滞中，有两种类型。

　　■ 含有QRS波群的PP间期短于不含QRS波群的PP间期，此型多见（图8-11）。

　　■ 含有QRS波群的PP间期长于不含QRS波群的PP间期，此型少见。

　　室相性窦性心律不齐的诊断具有特殊的背景，读者应熟记。

8.4.4　窦房结内游走性心律不齐

　　窦性激动的起搏点不固定，在窦房结内游走形成窦房结内游走性心律不齐。

　　■ P波为窦性。窦房结内游走时，可表现为PP间期差距＞120ms，P波的形态、振幅及PR可略有变化（图8-12）。Ⅱ导联不会出现倒置P波，aVR导联不会出现直立P波。

　　■ PR间期在120～200ms。

　　■ 心率随起搏点的变化而变化，可表现为心律不齐。

8.4.5　鉴别诊断

　　窦性心律不齐的主要鉴别诊断有房性早搏、二度Ⅰ型窦房传导阻滞。

　　① 房性早搏：异位房性P′波，多数伴不完全性代偿间歇。

　　② 二度Ⅰ型窦房传导阻滞：PP间期逐

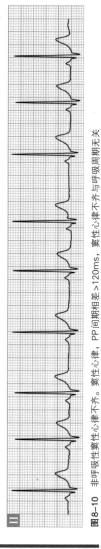

图8-10　非呼吸性窦性心律不齐。窦性心律，PP间期相差＞120ms，窦性心律不齐与呼吸周期无关

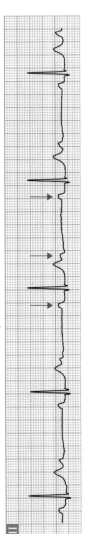

图 8-11 2∶1 房室传导阻滞心电图。注意，每 2 个窦性 P 波仅一个下传心室。橙色箭头标示出三个连续的窦性 P 波，请读者自行测量夹有 QRS 波群的 PP 间期和未夹有 QRS 波群的 PP 间期，体会室相性窦性心律不齐

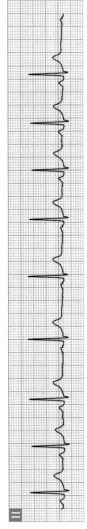

图 8-12 窦房结内游走节律。窦性心律不齐，PP 间期相差 >120ms。注意本例窦性心律不齐有两种 P 波，似乎有通过循这样的规律，短 PP 间期的 P 波较为高大，长 PP 间期的 P 波较为低矮且伴明显切迹，提示窦性 P 波可能来自两个不同的窦房结内起源点。满足窦房结内游走节律的诊断。本例的窦房结内游走波表现为两种类型的窦性 P 波，提示两个不同的窦房结内部位在发放冲动，有时可以见到多种形态，提示多种 P 波形态，提示多种部位可能

渐缩短，而后出现一次长PP间期，长PP间期小于最短PP间期的2倍，呈"渐短突长"型改变，这种PP间期变动规律性出现，但与呼吸周期无关，屏气后仍然出现。

8.4.6 临床应用

窦性心律不齐无需治疗。

8.5 窦性停搏

8.5.1 心电图特征

■ P波形态正常。

■ 突然在较长的时间内无窦性P波出现（图8-13）。

■ 长PP间期与短PP间期不成倍数关系，亦无周期性变化规律。

■ 较长的PP间期时可出现房室交界性逸搏或室性逸搏（图8-14）。

8.5.2 鉴别诊断

窦性停搏的主要鉴别诊断有窦房传导阻滞和未下传的房性早搏。

① 窦房传导阻滞：窦性停搏要与二度Ⅰ型、Ⅱ型和偶发三度窦房传导阻滞鉴别。二度Ⅱ型窦房传导阻滞和偶发三度窦房传导阻滞形成的长PP间期是短PP间期的倍数关系，而窦性停搏无此倍数关系。二度Ⅰ型窦房传导阻滞长导联中，可见周期性变化的PP间期，可兹鉴别（图8-15和图8-16）。

② 未下传的房性早搏：注意寻找T波切迹，以期发现异位P′波的踪迹。

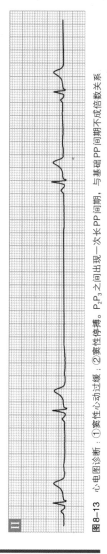

图8-13 心电图诊断：①窦性心动过缓；②窦性停搏。P₂P₃之间出现一次长PP间期，与基础PP间期不成倍数关系

8.6 窦房传导阻滞

8.6.1 一度窦房传导阻滞的心电图诊断

■ 一度窦房传导阻滞是窦房结至心房的传导延迟。由于心电图无法记录窦房结图形，一度窦房传导阻滞无法直接进行心电图诊断。不过，一些特殊的心电现象发生时，可以间接推断一度窦房传导阻滞的发生，这涉及复杂心律失常的推导，这里不做过多描述。

8.6.2 二度Ⅰ型窦房传导阻滞的心电图诊断

■ PP间期进行性缩短，直到P波脱落出现长PP间期。

■ 长PP间期小于最短PP间期的2倍。

■ 长PP间期前的PP间期最短。

■ 上述现象可反复出现，其窦房传导比例常是3:2、4:3、5:4、6:5等（图8-15）。

有时为不典型的二度Ⅰ型窦房传导阻滞，但文氏周期中第一个PP间期必须长于最后的一个PP间期。

8.6.3 二度Ⅱ型窦房传导阻滞的心电图诊断

■ 规律的PP间期中，突然出现一个长PP间期，其间无P波。

■ 长PP间期与短PP间期成倍数关系，常呈2～3倍（图8-16）。

■ 窦房传导比例规则或不规则。

二度Ⅱ型窦房传导阻滞较容易诊断，如果心电图出现长PP间期，且长PP间期是短PP间期的倍数，即可诊断。当然，有时由于窦性心律不齐的存在，倍数关系可不十分精确，大致成倍数关系亦能诊断。

2:1以上的窦房传导阻滞，即>50%的窦性心律未能下传心房时，称为高度窦房传导阻滞，例如3:1、4:1、5:1等。

8.6.4 三度窦房传导阻滞的心电图诊断

■ 窦性激动完全被阻滞，不能到达心房，体表心电图中无法与长时间的窦性停搏相区别。从临床治疗角度出发，两者没有区分的必要。可以想象，这样的心电图无窦性P波，心室率势必以交界

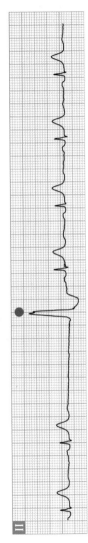

图8-14 心电图诊断：①窦性心动过缓；②窦性停搏；③室性逸搏（橙色圆圈标示）

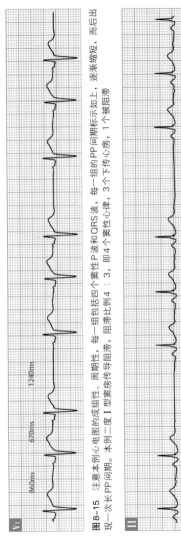

图8-15 注意本例心电图的成组性、周期性，每一组的PP间期标示如上，逐渐缩短，而后出现一次长PP间期。本例二度Ⅰ型窦房传导阻滞，每一组包括四个窦性P波和QRS波，即4个窦性心律，3个下传心房，阻滞比例4：3，3个下传心房，1个被阻滞

图8-16 注意本例心电图条图长PP间期是短PP间期的2倍，间或出现，诊断二度Ⅱ型窦房传导阻滞

性逸搏或室性逸搏为主，以维持心室泵血。

8.6.5 鉴别诊断

窦房传导阻滞的主要鉴别诊断如下。

① 二度 I 型窦房传导阻滞主要与窦性心律不齐鉴别。二度 I 型窦房传导阻滞的PP间期变动"渐短突长"形式，长PP间期后随即开始下一个周期；窦性心律不齐大部分与呼吸周期有关，PP间期变动呈"渐短渐长"形式，长PP间期后接连有数个相近的长PP间期（图8-9）。

② 二度 II 型窦房传导阻滞主要与窦性停搏鉴别。二度 II 型窦房传导阻滞的长PP间期是短PP间期的倍数关系，窦性停搏的长PP间期与短PP间期无倍数关系（图8-13）。

③ 2:1窦房传导阻滞主要与严重的窦性心动过缓鉴别。2:1窦房传导阻滞时，每2个窦性P波，仅有一个下传心房，心电图实际就表现为"窦性心动过缓"，但推注药物（阿托品）或运动后，心率成倍增加提示2:1窦房传导阻滞，如果是普通的窦性心动过缓，心率逐渐增快，一般不会巧合般地成倍增加（图8-17）。

8.6.6 临床意义

窦房传导阻滞的临床意义取决于基础疾病和患者的临床症状。无症状的患者不需治疗，有心律失常相关症状的患者需要给予适当治疗。

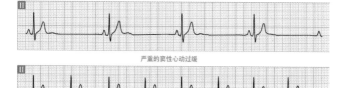

严重的窦性心动过缓

推注阿托品后

图8-17 上条表现为严重的窦性心动过缓，频率接近32次/分，推注阿托品后，心率成倍增加，提示所谓的"严重窦性心动过缓"，实际更可能是 2:1 窦房传导阻滞

8.7　病态窦房结综合征

8.7.1　心电图诊断

■ 持续而显著的窦性心动过缓，频率常＜50次/分（图8-18）。

■ 二度窦房传导阻滞或＞2000ms的窦性停搏，伴或不伴交界性或室性逸搏（图8-19）。

■ 慢-快综合征：在窦性心动过缓、窦性停搏、窦房传导阻滞等缓慢性窦性心律失常的基础上，并发阵发性房性心动过速、心房扑动、心房颤动等快速性房性心律失常。快速的房性心律失常终止后，常可见长时间的窦性停搏，可出现交界性或室性逸搏，此期患者可能发生晕厥（图8-20）。

■ 当病变累及房室结（双结病变）时或传导系统其他部位（全传导系统病变）时，可出现缓慢的逸搏心律、房室传导阻滞、室内传导阻滞等。

■ 食管电生理参数窦房结恢复时间＞2000ms，校正窦房结恢复时间＞550ms。

8.7.2　临床应用

病态窦房结综合征并不是一种特殊的心律失常，而是不同心律失常的集合，包括缓慢性心律失常和快速性心律失常。病态窦房结治疗与否主要取决于患者有无心律失常相关症状，心率过于缓慢的患者需要起搏器作为心率支持。

8.7.3　阿托品试验

当一例患者出现缓慢性心律失常时，要考虑以下两种因素：①自身起搏功能不良；②迷走神经影响。因此，需要借阿托品排除迷走神经效应后才能诊断病态窦房结综合征，这就是临床常用的阿托品试验。试验方法是采集患者12导联基础心电图，并安排心电监护或心电图监护，弹丸式以0.02mg/kg剂量静脉推注阿托品，然后记录注射后1min、3min、5min、10min、15min时的心率。注射后窦性心率≥90次/分时，说明窦房结起搏功能正常，试验阴性；注射后窦性心率＜90次/分时，或出现窦性停搏、窦房传导阻滞等其他缓慢性心律失常时，说明窦房结起搏功能不良，试验阳性。禁忌证为青光眼、前列腺增生症患者。

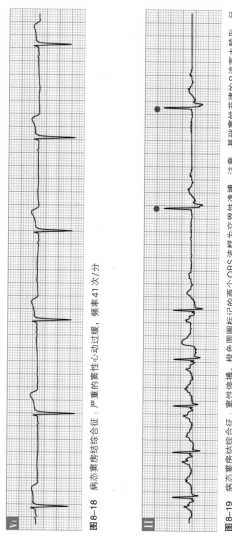

图 8-18 病态窦房结综合征：严重的窦性心动过缓，频率 41 次/分

图 8-19 病态窦房结综合征：窦性停搏。橙色圆圈标记的两个 QRS 波群为交界性逸搏。注意，基础窦性节律的 P 波宽大畸形，呈双峰，提示左心房异常

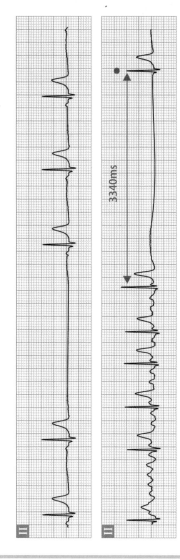

图8-20 病态窦房结综合征。同一患者不连续的心电图。上条为窦性心动过缓和窦性停搏，长PP间期与短PP间期明显不成倍数关系。下条为阵发性心房颤动发作后出现长达3340ms的长间期，以一个交界区逸搏性心律结束。该患者有缓慢性心律失常和快速性心律失常，诊断病态窦房结综合征。注意，交界区逸搏在长达3340ms时才出现，折换心率18次/分，远低于正常交界区逸搏逸搏频率（40～60次/分），提示交界区节律点起搏功能不良，考虑房室交界区病变可能，即双结病变

成小凤

9.1 早搏心电图的基础术语

早搏，望文生义，即过早出现的心搏。相对于基础主导心律，早搏表现为提前出现（图9-1）。

要识别早搏，需要了解早搏心电图阅读时使用的一些心电图学术语。我们以图9-1的室性早搏片段为例说明，见图9-2。

9.1.1 配对间期

配对间期又称为偶联间期、联律间期，是指早搏与之前主导心搏的时间间期。

室性早搏的配对间期是指室性早搏R波与之前主导心律的间期，图9-2中①所示 R_2R_3 间期为400ms。

房性早搏的配对间期是指房性早搏与之前窦性P波的间期，图9-3中①所示 P_2P_3 间期为675ms。

如果P波或QRS波的起始部模糊判断不清，可以测量P波或QRS波波峰，一般略有差距，但不影响判断。

交界性早搏的配对间期较为复杂。如果交界性早搏只表现为QRS波群，配对间期的测量同室性早搏；如果交界性早搏只表现为逆行P波，配对间期的测量同房性早搏；如

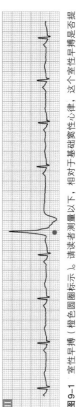

图9-1 室性早搏（橙色圆圈标示）。请读者测量以下，相对于基础窦性心律，这个室性早搏是否提前出现了呢？又如何测量呢

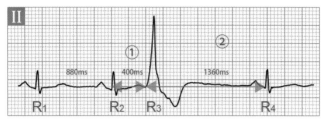

图9-2 室性早搏的各种间期（说明见正文）

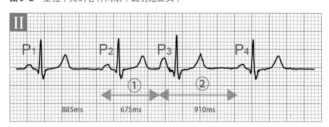

图9-3 房性早搏的各种间期（说明见正文）

果交界性早搏同时有QRS波群和逆行P波，配对间期的测量随医生喜好，任意采用以上两种方法之一。

如果同一幅心电图中有数个同类型的早搏，各早搏的配对间期之差均＜80ms，说明配对间期相等，这些异位激动均来自同一个异位兴奋点，为单源性早搏。相反，如果同一幅心电图中有数个同类型的早搏，各早搏的配对间期之差＞80ms，说明配对间期不相等，这些早搏来自两个或两个以上异位兴奋点，为多源性早搏。

9.1.2 代偿间期

代偿间期又称为早搏后间期、回转周期，是指早搏与之后主导心搏的时间间期。

室性早搏的代偿间期是指室性早搏与随后第一个主导节律R波的间期，图9-2中②所示R_3R_4间期为1360ms。

房性早搏的代偿间期是指房性早搏与随后第一个窦性节律P波的间期，图9-3中②所示P_3P_4间期为910ms。

交界性早搏根据情况选择测量 RR 间期或 PP 间期，一般多采用测量 RR 间期，因为 R 波肯定比逆行 P 波高大，便于测量。

9.1.3　代偿间歇

配对间期和代偿间期之和即为早搏的代偿间歇。

室性早搏的代偿间歇等于基础窦性节律的 2 倍，称为完全性代偿间歇，即图 9-2 所示 R_2R_4 间期等于 $2R_1R_2$ 间期。

房性早搏的代偿间歇小于基础窦性节律的 2 倍，称为不完全性代偿间歇，即 P_2P_4 间期 $< 2P_1P_2$ 间期。

交界性早搏一般也是完全性代偿间歇。

代偿间歇完全与否，有时可以用来对早搏类型进行鉴别，特别是 P 波模糊不清时。当然，以上列举的代偿间歇，只是针对大多数情况而言，临床上还有不少特殊情况，例如交界性和室性早搏可以具有不完全性代偿间歇，房性早搏可以具有完全性代偿间歇。

9.1.4　根据早搏起源部位进行分类

临床上，根据早搏的来源部位把早搏分为窦性早搏、房性早搏、交界性早搏和室性早搏。

为了与窦性 P 波区别，异位 P 波描写为 P′ 波。

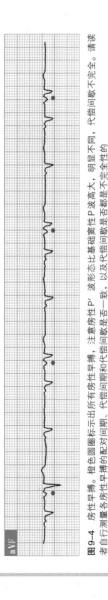

图 9-4　房性早搏。橙色圆圈标示出所有房性早搏，注意房性 P′ 波形态比基础窦性 P 波高大，明显不同，代偿间歇不完全。请读者自行测量各房性早搏的配对间期、代偿间期和代偿间歇是否一致，以及代偿间歇是否都是不完全性的

9.2 房性早搏

9.2.1 心电图诊断

■ 提前出现的房性异位P′波，形状与窦性P波不同。

■ 同源早搏配对间期大多固定。

■ 房性P′波可以下传心室，产生室上性QRS波群，也可以不下传心室，即被阻滞的房性房性P′波。

■ 多为不完全性代偿间歇（图9-4）。

9.2.2 房性早搏未下传

房性早搏未下传是指房性早搏发生过于提前，恰遇下游传导系统处于前次窦性激动的不应期，从而发生干扰性的传导中断，这种阻滞是生理性的（图9-5）。未下传的房早距离前次的RP′期间期一般为100～200ms，此时房性早搏重叠在T波波峰之上不易辨识：仔细阅读长间歇中T波的形态，观察这个T波与基础窦性节律T波是否多了一些切迹、双峰，即能判断未下传的房性早搏。

9.2.3 房性早搏伴P′R间期延长

某些房性早搏的P′R间期较基础窦性PR间期延长，这些房早的提前程度不及未下传的房早，下游传导系统已经度过了绝对不应期，但尚处于相对不应期中，传导缓慢（图9-6）。这种传导延缓也属于干扰性传导障碍。

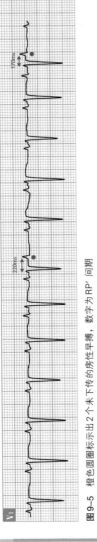

图9-5　橙色圆圈标示出2个未下传的房性早搏，数字为RP′间期

9.2.4 房性早搏伴差异性传导

更晚发生的房性早搏，能够下传心室，但恰遇心室某束支的不应期，产生束支传导阻滞型的QRS波群，称为房性早搏伴差异性传导，最常见的是完全性右束支传导阻滞，因为右束支的不应期长于左束支（图9-7）。

房性早搏伴差异性传导也是一种功能性的阻滞，属于3相阻滞范畴。

9.2.5 房性早搏二联律

房性早搏二联律是指窦性节律和房性早搏交替出现的一种现象，是一种常见的成组搏动。房性早搏二联律有三种形式：①每一个房性早搏均下传，形成窦性节律-房性早搏二联律形式（图9-8）；②每一个房性早搏均未下传，此时心房波呈PP'二联律形式，心室仅有窦性下传，形成缓慢的心室率，容易误诊为窦性心动过缓（图9-8B）；③部分P'波下传，部分P'波未下传，图9-6即为此种情况。

9.2.6 房性早搏三联律

房性早搏三联律是指每两

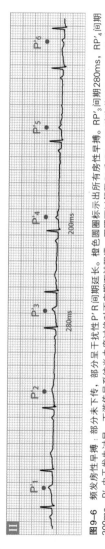

图9-6 频发房性早搏：部分未下传，部分呈干扰性P'R间期延长。橙色圆圈标示出所有房性早搏。P'由于发生过早，下游传导系统尚未度过绝对不应期而被阻滞，同理可以解释P_2和P'_{50}，P'_3稍为落后P'_4 80ms发生，正是这80ms时的间里，下游传导系统度过了绝对不应期，但尚处于相对不应期中，传导缓慢，故P'_3R间期长于之前的窦性PR间期延长，同理可以解释P'_1R间期和P'_5R间期的延长。本例P'_2较不明显，但其余未下传房性早搏清晰可辨。通过本例心电图的学习，读者还要学会在先前的T波中发现未下传的房性早搏。部分呈干扰性P'R间期延长。RP'间期280ms，RP'3间期280ms，RP'4间期，正期

个窦性节律后发生一次房性早搏。如果房性早搏下传心室，则心室也成三联律形式；如果房性早搏未下传，则心房呈三联律形式，但心室却呈二联律形式（图9-9）。

同理，房性早搏还可以呈现四联律、五联律等组合，读者可以在临床心电图的阅读中注意这种现象。

9.2.7 房性早搏伴超完全代偿间歇

房性早搏的代偿间歇一般属于不完全性代偿间歇，有时一次房性早搏后会出现长间期。如果配对间期与代偿间期之和大于两个基础心动周期，但代偿间期短于两个基础心动周期，则称为超完全代偿间歇。房性早搏会进入窦房结，使窦房结发生节律重整，如果患者窦房功能不全，下一个窦性冲动可能被抑制而推迟发放，导致心电图出现长P′P间期。

有时抑制会非常显著，长P′P间期远远超出了超完全代偿间歇的定义范畴，已经属于一种病理性的抑制（图9-10）。这种现象多见于老年人，特别是病态窦房结综合征患者。

9.2.8 房性早搏的鉴别诊断

未下传的房性早搏要注意和窦性心动过缓、窦房传导阻滞、窦性停搏鉴别，仔细观察T波切迹，以期发现房早的踪迹。

靠近窦房结附近的房早形态可能酷似窦性P波，容易误诊为窦性早搏，仔细对比两者12导联P波形态，以期发现两者的差异。读者需要了解的是，有时

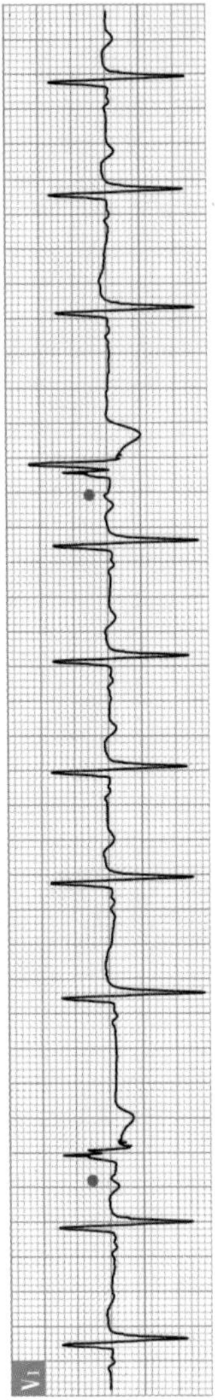

图9-7 房性早搏伴差异性室内传导。橙色圆圈标示出房性早搏，两个房性早搏的QRS波群明显不同于窦性QRS波群，呈右束支传导阻滞，但阻滞程度不一，第一个房性早搏呈不完全性右束支传导阻滞，第二个房性早搏呈完全性右束支传导阻滞

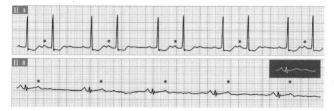

图9-8 A为房早二联律，橙色箭头标示出每一个房性早搏，心电图表现为短-长RR间期交替的成组搏动，其余心电图诊断尚有一度房室传导阻滞，ST-T改变。B为房性早搏二联律，橙色箭头标示出每一个房性早搏，均未下传，导致心室率缓慢，容易误诊为窦性心动过缓。蓝色方块中的心电图是该患者房性早搏二联律发作终止后的图形，注意T波形态较为圆钝，而未下传的房性早搏时，T波有明显的切迹，借此可以判断异位P′波

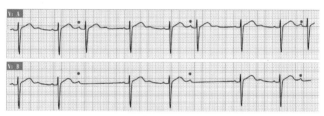

图9-9 A为房早三联律，橙色箭头标示出每一个房性早搏，每一个房性早搏均下传心室，可见心房呈两个窦性节律，一个房性早搏的三联律组合，心室亦成三联律组合。B为房性早搏三联律，橙色箭头标示出每一个房性早搏，每一个房性早搏均未下传心室，可见心房呈两个窦性节律，一个房性早搏的三联律组合，心室却呈二联律形式，表现为短-长周期的成组搏动

两者甚至无法区分，不过，这种区分的临床意义不大。

有些异位P′波非常难以辨析，振幅极低，容易误判为交界性早搏，不过房性早搏的代偿间歇一般是不完全性的，可资鉴别。

9.3　交界性早搏

9.3.1　心电图诊断

■ 提前出现的QRS波群，形态与窦性相似（图9-11）。

■ QRS波群前后可有或无逆行P′波。若出现在QRS波群之前者P′R间期＜120ms，出现在QRS波群之后者RP′间期＜200ms（图9-12）。

■ 代偿间歇一般是完全性，当交界性早搏逆行进入窦房结，并引起节律重整时，代偿间歇是不完全性的。

■ 部分交界性早搏的QRS波形态呈差异性传导。

9.3.2　逆行P波

心房下部起源的激动，以及房室交界区和室性激动逆行到达心房底部，引起心房从下至上除极，产生逆行P波，逆行P波在Ⅱ、Ⅲ、aVF导联倒置，aVR导联直立，以符号P⁻表示（图9-13）。

9.3.3　交界性早搏的其他行为

如同房性早搏，交界性早搏也有二联律、三联律等表现形式。

交界性早搏的形态有时与基础心搏略有不同，但又不呈典型的束支传导阻滞图形，这是交界性心搏偏心性下传所致，是一种非室相性差异性传导。

偶尔，交界性早搏也会像房性早搏一样不下传心室，有两种情况：①显性的未下传交界性早搏，表现为未下传的逆行P波（图9-14）；②隐匿性交界性早搏，交界性早搏既未能下传心室，也未能逆传心房，心电图表现为一个长间歇，很难与窦性停搏等心律失常鉴别，但如果长导心电图捕捉到显性的未下传交界性早搏，可明确诊断。

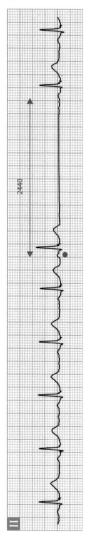

图9-10　房性早搏（橙色圆圈标示）后出现长达2240ms的P′P间期，说明这个房性早搏对窦房结产生了"深深"的抑制作用，反映该患者窦房结起搏功能不佳

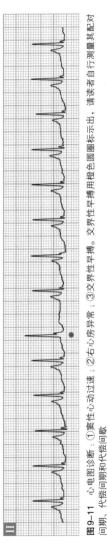

图9-11 心电图诊断：①窦性心动过速；②右心房异常；③交界性早搏。交界性早搏用橙色圆圈标示出，请读者自行测量其配对间期、代偿间期和代偿间歇。

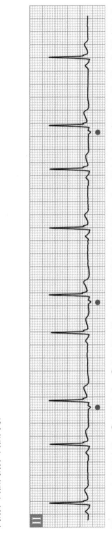

图9-12 心电图诊断：①窦性心律；②交界性早搏。交界性早搏用橙色圆圈标示出，请读者自行测量其配对间期、代偿间期和代偿间歇。本例交界性早搏可见逆行P波（逆行P波用符号P⁻表示），P⁻R间期＜120ms

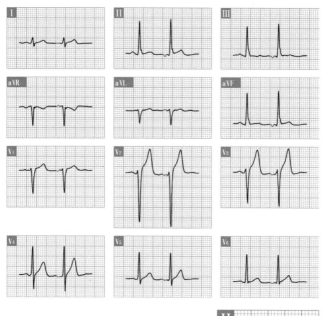

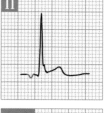

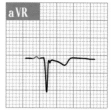

图9-13 正常P波和交界性早搏逆行P波（橙色部分，与图9-12为同一患者）比较。逆行P波的判定是：Ⅱ、Ⅲ、aVF导联倒置，aVR导联直立。逆行P波的判断是心电图阅读的一项基本功，很多心律失常可见逆行P波：起源于心房下部的搏动，交界性搏动和室性搏动逆传激动心房，阵发性室上性心动过速，心室起搏伴室房传导等。P波在Ⅱ导联倒置，aVR直立是快速判断逆行P波的两个导联，也是非常关键的两个导联。有些逆行P波发生在ST-T部分，引起这些部位心电曲线出现切迹、模糊等，要注意分析。我们会在本手册的相应部分介绍逆行P波的详细判断方法

9.4 室性早搏

室性早搏又叫室性过早搏动、室性期前收缩，简称室早，是指起源于希氏束以及希氏束分叉以下的异位激动。

9.4.1 心电图诊断

■ 提前出现的宽大畸形的QRS波群，QRS时限≥120ms（图9-15）。

■ QRS波群前无相关P波，T波与主波方向相反。

■ 代偿间期完全。

9.4.2 室性早搏的描述

描述室性早搏，常用宽大畸形一词，形容室性早搏与室上性心搏相差巨大，一般容易判定（图9-16）。

不过，需要警惕的是一种起源于希氏束的室性早搏，经正常左右束支下传心室后，可产生窄QRS波室早，容易误诊为交界性早搏。本手册主要的学习目的是让读者快速掌握常见典型心电图图形，对这些专业性过强的内容不做详细介绍，如想了解，建议阅读心电学专著。

室性早搏是临床常见的心律失常之一，一部分无临床意义，另一部分有临床意义，需要积极治疗。

9.4.3 室性早搏二联律

主导心搏和室性早搏交替出现，即为室早二联律（图9-17）。主导心

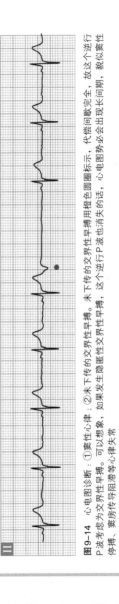

图9-14 心电图诊断：①窦性心律；②未下传的交界性早搏。可以想象，如果发生隐匿性交界性早搏，这个逆行P波也消失的话，P波参考为交界性早搏。未下传的交界性早搏用橙色圆圈标示，故这个逆行P波必会出现长间期，貌似窦性停搏。窦房传导阻滞等心律失常

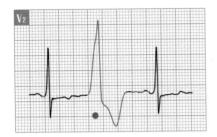

图9-16 室性早搏形态距离。橙色圆圈所示为室性早搏，其余为窦性心搏。室性早搏QRS波明显较窦性QRS波群高大直立，上升支缓慢，T波倒置。本例分别用橙色和紫色线条标示室早的QRS主波和T波

搏既可以是室上性的（窦性心律、心房颤动等），也可以是室性的（室性逸搏等）。

参与形成室性早搏二联律的室性异位心搏，可以相同，也可以不同。临床上多见单源性室早二联律，少见多源性室早二联律，后者多提示心肌严重病变，有发生心室颤动的危险。

9.4.4 室性早搏三联律

室性早搏三联律有两种形式：①一个窦性心律＋两个连发的室性早搏（成对室早），称为真室早三联律（图9-18A）；②两个窦性心搏＋一个室性早搏的组合，称为伪室早三联律（图9-18B）。

其他联律的室性早搏可参照三联律分类。

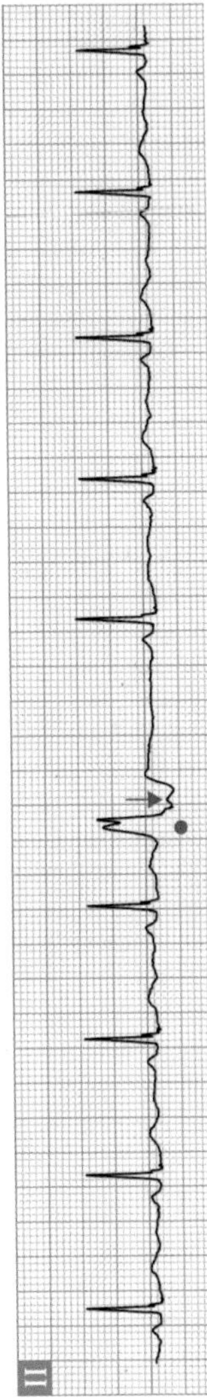

图9-15 第5个QRS波宽大畸形（橙色圆圈所示），提前出现，其前无相关P波，T波倒置，与室性早搏的主波方向相反。箭头所示为干扰未下传的一个窦性P波，重叠在室早T波降支，形成一个切迹。请读者测定PP间期验证之

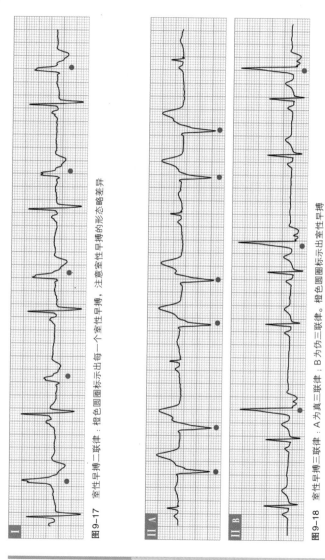

图9-17 室性早搏二联律：橙色圆圈标示出每一个室性早搏，注意室性早搏的形态略差异

图9-18 室性早搏三联律：A 为真三联律；B 为伪三联律。橙色圆圈标示出室性早搏

9.4.5 插入性室早

插入性室早是指室性早搏插入到两个窦性周期之中，其后无代偿间期，多见于窦性心动过缓或舒张晚期出现的室性早搏（图9-19）。

房性早搏和交界性早搏也能产生插入性早搏，只不过因篇幅限制，我们在室性早搏章节中介绍插入性早搏。插入性早搏发生的实质是早搏未侵入主导节律点。

插入性室早后的窦性PR间期可正常或延长。延长是RP间期过近，前传途径尚处于相对不应期所致，此时夹有室性早搏的窦性RR间期比未夹有室性早搏的窦性RR间期略长，增长部分即PR间期延长部分（图9-20）。这种现象也见于房性或交界性插入性早搏中。

9.4.6 R-on-T型室早

R-on-T型室早是指室性早搏骑跨在前一心搏的T波波峰前后30ms处，这属于心室易损期，容易引起心室颤动，既往认为是一种危险的室性早搏（图9-21）。不过，随后在临床观察到，并非所有R-on-T型室性早搏都能引起心室颤动，可能还是与心肌状态、临床背景等多种条件有关。无论如何，一旦发现R-on-T型室早，临床医生都应该引起重视，加强患者的心电监护。

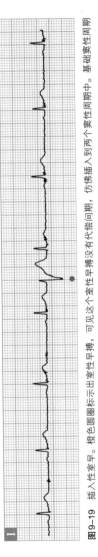

图9-19 插入性室早。橙色圆圈标示出室性早搏，可见这个室性早搏没有代偿间期，仿佛插入到两个窦性周期中。基础窦性周期频率约60次/分

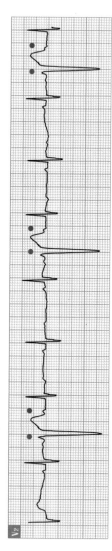

图9-20 插入性室早。橙色圆圈标示出室性早搏，蓝色圆圈标示出每个插入性室早组合中第二个窦性PR间期延长

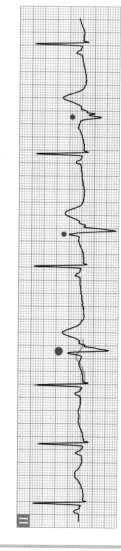

图9-21 R-on-T型室早。橙色圆圈标示出所有室性早搏，较大的圆圈重叠有一个基础的心搏，可见室性早搏发生在T波波峰后稍晚处，踦跨在T波上。此例室性早搏配对间期恒定，但形态不一，属于多形性室早范畴。该例心电图有以下几个信息提示该患者心电不稳：①长QT间期；②多形性、R-on-T型室早

9.4.7 频发和偶发性早搏

临床上，把每分钟发生次数≤5次/分的早搏，称为偶发性早搏；>5次/分的早搏，称为频发性早搏。

9.4.8 多源和多形性早搏

多源性早搏是指起源于多个病灶的异位搏动。心电图上判断多源性早搏的标志是配对间期不一致，早搏形态不一致。多源性房性早搏可见多个配对间期不一致的房性早搏，房性早搏的形态多样；多源性交界性早搏是指配对间期不一致的交界性早搏；多源性室性早搏是指配对间期不一致，形态不一致的室早（图9-22）。

多形性室早是指配对间期一致，形态不一致的室性早搏，反映室早来自同一个病灶，但在心室内的传播途径不同，图9-21中的室早即如此。

R-on-T型室早、多源性室早、多形性室早都是一些具有临床意义的室性早搏，是心肌电学不稳的标志。

9.4.9 室性早搏的类代偿间歇

早搏的代偿间歇是否完全，是参照基础规整的主导节律来判断的，例如窦性心律时发生的室性早搏，一般代偿间歇是窦性周期的2倍，代偿间歇完全。在心房颤动背景下发生的室性早搏，由于房颤本身心室率绝对不齐，这样就没有两个相同的基础RR间期用于判断室早代偿间歇是否完全，因而心房颤动背景下发生的室性早搏，其代偿间歇不称为完全性代偿间歇，而是

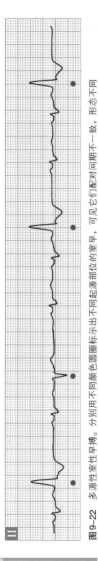

图9-22 多源性室性早搏。分别用不同颜色圆圈标示出不同起源部位的室早，可见它们配对间期不一致，形态不同

称为类代偿间歇（图9-23）。

9.4.10　室性早搏的定位

临床上，可以根据室性早搏12导联心电图的形态，对室性早搏进行大致的解剖学定位。

■ 右心室型室性早搏

指起源于右心室肌的室性早搏。心电图上V_1导联主波向下，Ⅰ、V_5、V_6导联主波向上，类似左束支传导阻滞图形（图9-24中右心室流出道室早）。

■ 左心室型室性早搏

指起源于左心室肌的室性早搏。心电图V_1导联主波向上，Ⅰ、V_5、V_6导联主波向下，类似右束支传导阻滞图形（图9-24）。

■ 左心室后壁型室性早搏

指起源于左心室后壁的室性早搏。心电图胸前V_1～V_6导联上均呈R波为主的QRS波群，见图9-24。

■ 左心室前壁型室性早搏

指起源于左心室前壁的室性早搏。心电图胸前V_1～V_6导联上均呈S波为主的QRS波群，类似右束支传导阻滞合并左后分支传导阻滞图形。

■ 左心室心尖部室性早搏

起源于左心室心尖部。除左心室型室早的基础心电图表现外，QRS波群在Ⅱ、Ⅲ、aVF导联上呈QR或以S波（主波向下），在aVR导联上呈R波（主波向上），见图9-24。

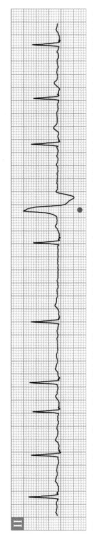

图9-23　心电图诊断：①心房颤动；②室性早搏。室性早搏用橙色圆圈标示，由于心房颤动本身的心室率绝对不齐，判断这个室性早搏的代偿间歇是否完全失去了参照RR间期，故称为类代偿间歇。请读者认真体会

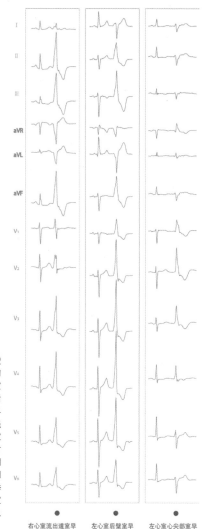

图9-24 室早定位举例。橙色圆圈标示出室性早搏。初学者大致学会判断左心室室早和右心室室早即可，然后在此基础上进一步学习室早的详细定位。不过，需要强调的，室早的心电图波形定位只是一种大致定位，有时心电图表现不典型，不好明确划分一些波形的归属。因此，我们在这里只简单列举了三例，更多、更详尽的定位方法参见心电学专著以及临床实践中多读图

右心室流出道室早　　左心室后壁室早　　左心室心尖部室早

■ 左心室心底部室性早搏

起源于左心室心底部。除左心室型室早的基础心电图表现外，QRS波群在Ⅱ、Ⅲ、aVF导联上呈R波（主波向上），在aVR导联上呈QS或QR波（主波向下）。

■ 高位室间隔室性早搏

起源于高位室间隔部的室性早搏。心电图上，提前出现的QRS波群外形与窦性节律大致相同，但QRS间期稍宽，时限≤110ms；如窦性心律伴束支传导阻滞再并发同位室间隔型室早，其心电图改变为窦性QRS波群呈束支传导阻滞图形，而室性早搏的QRS波群反而正常化。

■ 右心室流入道室性早搏

起源于右心室流入道部。除右心室型室早的基础心电图表现外，QRS波群在Ⅱ、Ⅲ、aVF导联上呈QR或以S波（主波向下），在aVR导联上呈R波（主波向上）。

■ 右心室流出道室性早搏

起源于右心室流出道部。除右心室型室早的基础心电图表现外，QRS波群在Ⅱ、Ⅲ、aVF导联上呈R波（主波向上），在aVR导联上呈QS或QR波（主波向下）；靠近间隔部Ⅰ导联QRS主波向下（图9-25），靠近游离壁区者Ⅰ导联QRS主波向上（图9-24）。

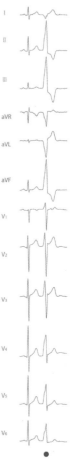

图9-25 右心室流出道室早。橙色圆圈标示出室性早搏，这是临床上一种常见的室早类型

9.4.11 室性早搏的Lown分级

Lown分级用于评价室性早搏的危险程度以及确定抗心律失常药物的效果（表9-1）。分级程度越高，室性早搏的危害也就越大。

动态心电图的Lown分级见表9-2。表9-2中心电图表现参见表9-1的内容。

表9-1 室性早搏心电图的Lown分级

分级	心电图表现
0	无室性早搏
1	偶发单一形态的室早，＜30次/小时
2	频发单一形态的室早，＞30次/小时
3	频发，多形性室早
4A	连续成对的室早
4B	连续出现≥3次的室早
5	R-on-T型室早

表9-2 室性早搏的动态心电图Lown分级

分级	心电图表现
0	在3h期间呈0级
1	在4h期间呈1级
2	在6h期间呈2级，室早总数760个
3	在6h期间呈3级，每小时内多形性室早≤3次
4A	在6h期间呈4A级，最大频率每小时2次
4B	在4h期间呈4B级，共有4次室速，每次最多7次搏动
5	在1h内有 R-on-T现象，共发生3次

室性早搏的Lown分级不能滥用，一般多用于评估重症监护患者的室性早搏的危害程度。

9.4.12 室性心律失常Bigger分类

① 恶性室性心律失常（致命性）：复发持续性室速，造成明显的血流动力学紊乱，伴猝死、晕厥和心功能恶化或稳定型心绞痛发作。

② 潜在致命性心律失常：非持续性但频繁发作的室速（发作持续短于15s自行终止），或室性早搏多达3000个/24小时，不致引起血流动力学紊乱，但常发生猝死。

③ 良性室性心律失常：室性早搏常为单形性，动态心电图24h无复杂室性早搏，少于100次/24小时或5次/小时，常缺乏器质性心脏病依据，发生心源性猝死的危险性很低。

9.4.13 室性心律失常的临床预后分类

目前主要根据室性心律失常的预后意义和有无导致明显相关症状与血流动力学障碍来分类，从而制定相应的治疗策略。

① 良性室性心律失常：室性早搏（频发或偶发，简单或复杂）或短阵非持续性室速。

② 有预后意义的室性心律失常：发生于明确器质性心脏病基础上，最常见于心肌梗死后和心肌病患者。心律失常可为室性早搏或短阵非持续性室速。这些心律失常可能有独立的预后意义。

③ 恶性或致命性室性心律失常：心肌梗死或扩张型心肌病合并单形性持续性室速、室颤。

王国强

第10章

逸搏和逸搏心律

10.1 逸搏概述

10.1.1 逸搏发生机制

正常心脏窦房结具有最高的自律性，其他远端组织的自律性则受到抑制。除窦房结外，心脏尚有许多潜在起搏点，主要有三处，即心房、房室交界区和心室，各处均有自己固定的起搏频率。当窦房结因各种原因不能正常起搏时，它们就会以其自身较慢的频率起搏，产生逸搏。

根据起源部位，逸搏及逸搏心律主要有三种：房性逸搏及逸搏心律；交界性逸搏及逸搏心律；室性逸搏及逸搏心律。有时，可发生多种逸搏，形成复杂心律失常。

逸搏是次级起搏点摆脱窦房结控制后出现的"逃逸"心律，相比于早搏，它是延后发生的（图10-1）。窦性激动自律性降低，主

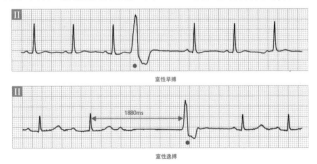

图10-1 室性早搏（橙色圆圈所示）和室性逸搏（蓝色圆圈所示）的比较。可见早搏是提前出现的异位搏动，而逸搏是延后出现的异位搏动

要是三个原因所致：①窦性心律生理性减慢，例如夜间睡眠时；②迷走神经活性生理性或病理性增强；③窦房结起搏点病理性障碍，例如病态窦房结综合征。

逸搏本身是具有保护作用的生理现象，应针对引起逸搏的病因及心律失常进行治疗。千万不要针对逸搏本身进行治疗，否则有导致心脏停搏的风险。

10.1.2 逸搏和逸搏心律

单次或1～2次出现的逸搏，称为逸搏搏动；≥3次连续出现的逸搏搏动，称为逸搏心律。

心电图上如何快速判断逸搏搏动或逸搏心律呢？长PP或RR间期后出现的、不同于基础心动周期的缓慢心搏。

有时，次级起搏点的频率过快，超过自身固有频率，发生该层面的心动过速，这种心动过速称为非阵发性心动过速，或自主心律。例如室性逸搏心律正常频率范围一般是20～40次/分，一旦达到60次/分，即为非阵发性室性心动过速或加速的室性自主心律。

心脏各级起搏点的频率范围见表10-1。

表10-1 心脏各级起搏点心动过速和心动过缓的频率定义

起搏点	正常频率 /（次/分）	心动过速 /（次/分）	心动过缓 /（次/分）
窦房结	60～100	＞100	＜60
心房	50～60	＞60，通常70～140	＜50
房室交界区	40～60	＞60，通常70～130	＜40
心室	20～40	60～110，多数在70～80	＜20

10.1.3 逸搏周期

逸搏到之前主导心动周期的距离，称为逸搏周期。房性逸搏周期是指房性逸搏P′波到之前窦性P波的时间间期，如图10-2。室性逸搏间期是指室性逸搏与之前主导节律R波之间的时间间期（图10-1）。交界性逸搏间期根据交界性逸搏的表现性质，可测量PP′间期或RR间期，如同第9章介绍的测量交界性早搏的配对间期一样。

了解逸搏间期具有重要的意义：同一份心电图上，逸搏间期通常固定，因此，可以根据逸搏间期去推测哪些波是逸搏，哪些波是主导节律。

10.1.4　逸搏心律的特点

房性逸搏心律和其他逸搏心律的一些共性特点如下。

① 逸搏周期恒定。无传入阻滞。

② 延迟出现。逸搏周期总是大于窦性周期或基本心动周期，原因是逸搏必定延迟出现，逸搏心律也总是缓慢的。

③ 温醒现象。由于逸搏的起搏点受自主神经因素的影响比较少，所以逸搏心律是规则的。不过有时逸搏心律的最初几个逸搏周期较长、频率较慢，以后频率加快，周期渐缩短，然后达到固定规整的逸搏周期。此即温醒现象，又叫起步现象。

④ 无传入阻滞。当窦性频率低于逸搏频率时出现逸搏或逸搏心律，如窦性频率又快于逸搏频率则逸搏被抑制而消失，这是因为逸搏异位搏动点无传入阻滞保护所致。

10.2　房性逸搏心电图诊断

■ 在一个长间歇后，延缓出现1个或2个房性逸搏P′波，形态与窦性P波不同（图10-2）。

■ P′R间期＞120ms，或略短于窦性PR间期。

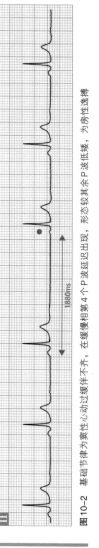

图10-2　基础节律为窦性心动过缓伴不齐，在缓慢相第4个P波延迟出现，形态较其余P波低矮，为房性逸搏

- ■ QRS-T波群与窦性心搏相同。
- ■ 房性逸搏的P′波与窦性节律的P波可形成房性融合波。

10.3　房性逸搏心律

10.3.1　心电图诊断
- ■ ≥3个房性逸搏连续出现即构成房性逸搏心律（图10-3）。

10.4　交界性逸搏

10.4.1　心电图诊断
- ■ 在一个长间歇后延迟出现的1～2个QRS波群（图10-4）。
- ■ QRS波群的形态与窦性或其他室上性节律下传者相同，偶可伴室内差异性传导而畸形。
- ■ QRS波群前后可见逆行P波，P_{aVR}直立，PⅡ倒置，P′R间期<120ms（逆行P波在QRS波之前），R′P间期<200ms（逆行P波在QRS波群之后）；或逆行P波隐藏在QRS波中不显（图10-5）。
- ■ 交界性逸搏前偶可见窦性P波，但PR间期<120ms，两者并无关系。

10.4.2　鉴别诊断
心房下部起源的房性逸搏和交界性逸搏，都能在QRS波群前出现逆行P波，两者的重要的鉴别要点是PR间期：房性逸搏依旧要经过房室交界区下传心室，PR间期>120ms；交界区逸搏的PR间期<120ms（图10-6）。

不仅仅是逸搏，PR间期也是心电图区分心房下部激动和交界性激动的关键指标。

10.5　交界性逸搏心律

10.5.1　心电图诊断
- ■ 心律缓慢而匀齐，频率通常在40～60次/分。通常由≥3个交界性逸搏所组成（图10-7）。
- ■ QRS波群前后可见逆行P波，P_{aVR}直立，PⅡ倒置，PR间期

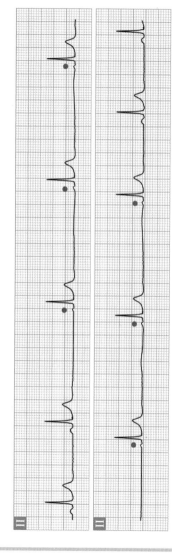

图10-3 心电图诊断：①窦性心动过缓；②缓慢的房性逸搏心律。与图10-2为同一患者的不同节律条图。正常房性逸搏节律50～60次/分，本例只有32次/分，故诊断为缓慢的房性逸搏心律

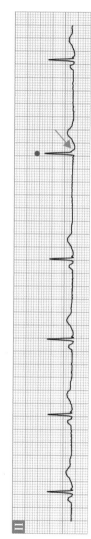

图10-4 窦性心动过缓伴不齐，在极度缓慢相出现了一次交界性逸搏（橙色圆圈所示）。仔细观察这个交界性逸搏的QRS波群终末部较为相钝、模糊，与窦性QRS波群截然不同，实际是与交界性逸搏QRS波群重叠的窦性P波的后半部

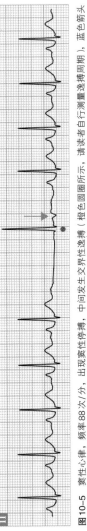

图10-5 窦性心律，频率88次/分，出现窦性停搏，中间发生交界性逸搏（橙色圆圈所示，请读者自行测量逸搏周期），蓝色箭头所示交界性逸搏QRS波群后的逆行P波，RP间期约180ms

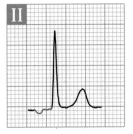

心房下部搏动

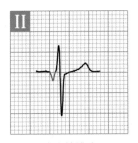

交界性搏动

图10-6 心房下部搏动和交界性搏动的心电图鉴别：注意前者的PR间期>120ms，P波与QRS波明显分开；后者PR<120ms，P波与QRS波群紧靠

<120ms（逆行P波在QRS波之前），RP间期<200ms（逆行P波在QRS波群之后）；或逆行P波隐藏在QRS波中不显。

■ QRS波群的形态与窦性或其他室上性节律下传者相同，偶可伴室内差异性传导而畸形。

■ 交界性逸搏间期和逸搏周期相对慢而恒定。

10.5.2　临床应用

交界性逸搏是一种常见的被动性异位搏动，是防止心室长时间停搏的一种保护机制。

偶发的交界性逸搏对患者无明显影响，预后取决于形成的原因，如三度房室传导阻滞中的逸搏预后较窦性心动过缓中的逸搏严重。

当交界性逸搏连续出现，呈交界性逸搏心律时，短暂的发作也无明显意义，而持久的交界性逸搏心律则是病理现象，多表示窦房结功能低下。心房颤动患者出现交界性逸搏和交界性逸搏心律时，是二度或三度房室传导阻滞诊断的指针，提示洋地黄类药物中毒的可能。迷走神经张力增高、冠心病、心肌病、心肌炎等引起的传导阻滞，也可伴发交界性逸搏心律。

10.6　室性逸搏

10.6.1　心电图诊断

■ 延迟出现的1次或2次宽大畸形的QRS波群，QRS时限多≥120ms，T波与主波方向相反（图10-7和图10-8）。

■ QRS波群前无相关P波。

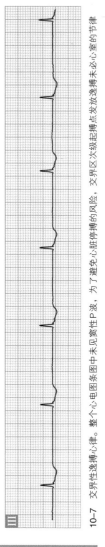

10-7　交界性逸搏心律。整个心电图条图中未见窦性P波，为了避免心脏停搏的风险，交界区次级起搏点发放逸搏未必心室的节律

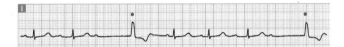

图10-8　基础节律为窦性心律，二度 I 型房室阻滞。每一次阻滞形成的长间歇以一个宽大畸形的 QRS 波群结束，即室性逸搏（橙色圆圈所示）。请读者自行测量两次室性早搏的逸搏周期是否固定

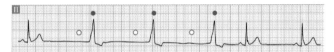

图10-10　心电图诊断：①窦性心动过缓；②窦性停搏；③室性逸搏心律。橙色圆圈标示出室性逸搏心律，空心蓝色圆圈根据最后出现的 PP 间期，推测理论上应该出现 P 波的时机

■ 逸搏周期在1500～3000ms。

10.6.2　临床应用

导致逸搏以及逸搏心律形成的长间歇有很多种原因，常见的有：窦性心动过缓，窦性心律不齐的缓慢相，窦性停搏，窦房传导阻滞，早搏的代偿间期后，心动过速发作停止后，房室传导阻滞，异位起搏点存在传出阻滞等。

简而言之，注意在长间歇后发现不同的心搏，是诊断逸搏以及逸搏心律的关键。

10.7　室性逸搏心律

10.7.1　心电图诊断

■ ≥3个室性逸搏连续出现，即为室性逸搏心律（图10-9）。

■ 室性逸搏心律的频率一般在20～40次/分（图10-10）。

■ QRS波群形态相同者，称为单源性室性逸搏；QRS波群≥2种者，称为多源性室性逸搏心律。

10.7.2　临床应用

发生室性逸搏，说明心房、房室交界区的次级起搏点都失去作用或自律性降低，室性逸搏是心脏最后的保护心律，一旦室性逸搏

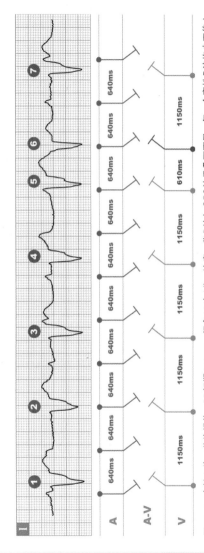

图10-9 窦性心律，节律规整，PP间期640ms，频率93次/分。注意一些P波与QRS波重叠而不显。每一个窦性P波均未下传心室，为三度房室传导阻滞。为了维持心室泵血，心室层面发生了室性逸搏心律，蓝色圆圈所示，形态呈rS型，QRS波宽大畸形，逸搏周期1150ms，频率52次/分。QRS₆提前出现，呈QS型，形态明显与室性逸搏的频率各种本性。本例室性逸搏与逸搏恒定发生的频率较定义的室性逸搏频率不同，为另一个室内异位处产生的室性早搏。注意R₇R₁，同期等于逸搏周期，反映了逸搏恒定发生的本性。逸搏和逸搏心律常引起复杂心律失常，我们在此例中使用了T形图解，请读者仔细体会各种线精增快，说明该逸搏点自律性较强。逸搏和逸搏心律常表示出窦性节律，蓝色圆圈标示室性逸搏，紫色圆圈标示室性逸搏，段的画法，方向和意义。梯形图中橙色圆圈标示窦性早搏，蓝色圆圈标示室性早搏，心电图上橙色圆圈圈标示出QRS波的个数

丢失，患者将面临全心停搏的风险。室性逸搏心律多见于病态窦房结综合征的双结病变、高度房室传导阻滞、三度房室传导阻滞、双束支传导阻滞等情况，患者多存在器质性心脏病，大多需要起搏器治疗。

10.8 逸搏－窦性夺获二联律

10.8.1 心电图诊断

■ 一次逸搏后紧跟一次窦性心搏，形成QRS-P-QRS波序列（图10-11）。

■ PR间期＞120ms。

■ PP间期与窦性周期相同，窦性P波并不提前。

■ RR间期可因窦性心律不齐而变动。

10.8.2 临床应用

逸搏－窦性夺获二联律形成一种心电图学上非常有趣的组合。当它们连续出现时，则形成长－短－长的心动周期。实际上，不仅逸搏和窦性节律之间，逸搏和交界性搏动、室性搏动之间都可以形成各自的逸搏-夺获二联律，甚至参与复杂心律失常的产生。

逸搏－窦性夺获心律中，夺获强调窦性心搏夺获心室。可以推测，窦性搏动产生后，当RP间期过短时，下游传导系统会处于绝对不应期，干扰窦性搏动的下传，心电图上仅形成QRS-P的组合，无心室夺获；另下游传导系统处于相对不应期时，则会产生差异性传导，第二个QRS波的形态不同于第一个QRS波，容易误诊为早搏。

陈剑飞

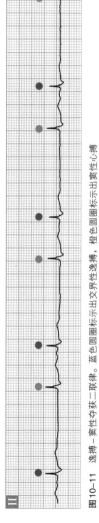

图10-11 逸搏－窦性夺获二联律。蓝色圆圈标示出交界性逸搏，橙色圆圈标示出窦性心搏

第11章

心房传导紊乱

11.1 心脏传导阻滞的分类

心脏传导阻滞按照发生部位可分为窦房传导阻滞（电冲动从窦房结传导至心房间障碍），心房内传导阻滞（电冲动在同一心房内传导障碍），心房间传导阻滞（电冲动从右心房传导至左心房障碍），房室传导阻滞（电冲动从心房传导至心室障碍），室内传导阻滞（电冲动在束支、终末浦肯野纤维网传导障碍）。

按照阻滞度数，心脏传导阻滞可分为一度、二度、高度和三度（完全性，其余称为不完全性传导阻滞）。

按照发生情况，可分为暂时性传导阻滞、交替性传导阻滞、渐进性传导阻滞和永久性传导阻滞。

11.1.1 心房传导紊乱

如图11-1，窦房结产生的冲动，通过三条结间传导通路传导至房室结，其中，前结间束在房间隔上缘发出一个分支，即Bachmann束（巴氏束），将右心房内的电活动传导至左心房。总的来说，窦性冲动在心房内的传导顺序大致是：从上至下，从右至左，产生心电图Ⅱ导联直立圆钝P波，aVR导联倒置P波。

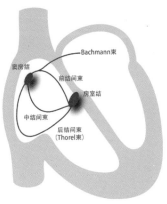

图11-1 结间传导通路

心房传导紊乱包括同一心房内传导延缓、中断，即心房内传导紊乱；以及右心房至左心房的传导延缓或中断，即心房间传导紊乱。广义上来说，心房间传导紊乱包括在心房内传导紊乱之中。

罕见情况下，发生在心房内的传导紊乱还有心房分离、心房静止。

11.2 不完全性右心房内传导阻滞

11.2.1 心电图诊断

■ 当窦性冲动在右心房内传导延缓时，心电图出现P波高尖，肢体导联振幅≥2.5mm，时限正常，形态类似"右心房异常"（图11-2）。

■ 不完全性右心房内传导阻滞有两种类型：永久性和间歇性。永久性表现为恒定的高尖P波。间歇性表现为高尖P波和正常P波交替出现。

11.2.2 临床应用

固定型不完全性右心房内传导阻滞产生的高尖P波要和单纯右心房解剖异常（常见右心房扩大）引起的高尖P波鉴别。超声心动图如能排除右心房扩大，可考虑右心房内传导阻滞；不过，当前心电图解析指南强调，在没有右心房扩大的情况下，右心房内高压也可以产生高尖P波。实际上，从临床角度看，过于做出这些细微的区分，并不能改变临床处置，因此，笼统诊断为"右心房异常"简单方便。

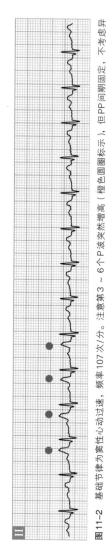

图11-2 基础节律为窦性心动过速，频率107次/分。注意第3～6个P波突然增高（橙色圆圈标示），但PP间期固定，不考虑异位搏动，而是间歇性不完全性右心房内传导阻滞所致右心房高尖P波高尖。由于这种高尖P波并不固定，可以排除其为右心房解剖异常所致

间歇性不完全性右心房内传导阻滞产生的高尖P波是动态性的，一般很难用解剖方面的异常来解释，从电生理角度解释比较容易理解，但需要排除异位房性节律或窦性P波变动引起的P波改变。观察PP间期是否恒定可以判断节律点是否固定，图11-2就是这样的一个例子。

11.3 不完全性房间传导阻滞

11.3.1 心电图诊断

■ 当窦性冲动从右心房经巴氏束向左心房传导中出现传导延缓，即发生不完全性房间传导阻滞，心电图上P波增宽、双峰，时限＞110ms，峰-峰间距＞40ms，类似"左心房异常"心电图改变，有时伴PR间期延长（图11-4）。

■ 不完全性房间传导阻滞有两种类型：永久性和间歇性。永久性不完全性房间传导阻滞表现为恒定的异常P波；间歇性不完全性房间传导阻滞表现为正常P波和异常P波交替出现。

11.3.2 临床应用

实际上，2009年心电图解析指南强调左心房解剖异常、电生理异常或两者同时异常，心电图上可出现P波增宽、双峰等改变（图11-3）。P波异常通常由多种因素所致，且很难区分究竟是何种因素所致。因此，可以笼统诊断为左心房异常。

另一方面，如果能有一定证据排除左心房解剖学的异常，可以用电生理异常解释左心房异常的心电图改变。当然，心电图医生要让每一位左心房异常的心电图患者去做心脏超声来验证，将是十分繁琐的事情。实际上，2009年心电图解析指南将房间传导阻滞作为心房异常的一个分类，既然如此，诊断左心

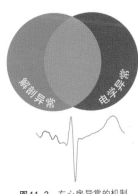

图11-3 左心房异常的机制

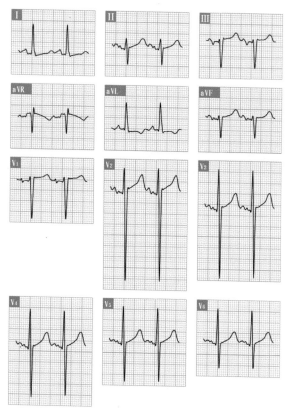

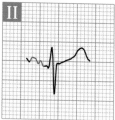

图11-4 P波时限130ms，P波增宽呈双峰，峰-峰间距 > 40ms。超声心动图提示心脏各腔室大小正常，考虑P波改变系不完全性房间传导阻滞所致，是右心房激动向左心房传导延迟，病变部位是Bachmann束

房异常仍为上策。临床医生可以尝试进行深入的探讨。

11.4　完全性房间传导阻滞

11.4.1　心电图诊断

■ 窦性心律，Ⅱ、Ⅲ、aVF 导联出现先正后负的双向P波，aVR 出现先负后正的双向P波（图11-5）。

■ P波时限≥120ms。

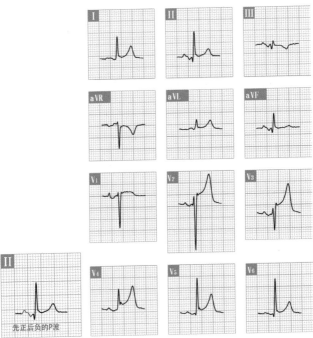

图11-5　心电图诊断：①窦性心律；②完全性房间传导阻滞；③急性心包炎。注意，Ⅱ、Ⅲ、aVF导联P波正负双向，正向部分尚有切迹，负向部分表现为一个"小勾"形状，P波时限约150ms。广泛性ST段呈凹面向下型抬高支持急性心包炎的诊断

11.4.2 临床应用

完全性房间传导阻滞是一种罕见的心律失常。我院仅在瓣膜置换术合并Cox迷宫手术后的患者中收集到此类心电图，其发生机制是外科损伤Bachmann束，右心房至左心房的传导中断，左心房的激动是在右心房从上至下激动完毕后（Ⅱ、Ⅲ、aVF导联P波初始的直立部分，aVR导联P波初始的负向部分），在低位房间隔开始从下至上激动左心房，形成Ⅱ、Ⅲ、aVF导联P波后半部的倒置部分，aVR导联P波后半部的直立部分（图11-6）。

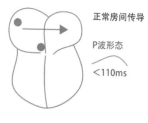

正常房间传导

P波形态

<110ms

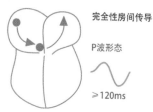

完全性房间传导

P波形态

≥120ms

图11-6 完全性房间传导阻滞机制模式

11.5 心房静止

11.5.1 完全性心房静止的诊断标准

■ 心电图标准：常规、食管心电图无P波，心室率规整（图11-7）。

■ 机械标准：颈静脉或心房内导管未记录到a波，影像学（造影、心脏超声）检查未发现心房收缩，X线透视下心房固定不动。

■ 电生理标准：心房对电刺激无兴奋性反应，给予阿托品或异丙肾上腺素后心房无反应，心室刺激无心房逆行激动。

11.5.2 临床应用

心房静止是心房对电刺激失去兴奋性，电活动彻底丢失。心房静止可分为完全性心房静止和部分性心房静止，后者可记录到非静止部分心房肌的心房电图和心房肌收缩的影像学证据。

心房静止和三度窦房传导阻滞、窦性停搏等窦性P波消失的鉴别诊断是：心内电生理刺激心房无反应。如果心电图可观察到交界

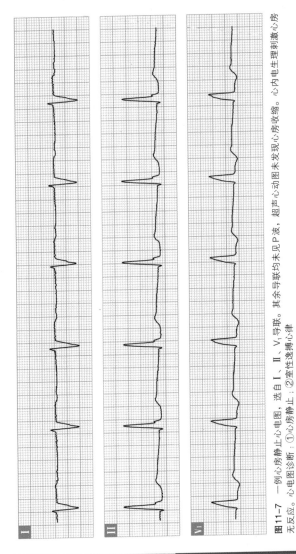

图 11-7 一例心房静止心电图，选自 I 、 II 、 V₁导联。其余导联均未见P波，超声心动图未发现心房收缩。心内电生理刺激心房无反应。心电图诊断：①心房静止；②室性逸搏心律

性逸搏的逆行P波，则说明心房存在电活动，排除心房静止的诊断。

11.6 完全性房内传导阻滞

11.6.1 心电图诊断标准

■ 同一导联中出现两种形态的心房激动波，一种多数为窦性心律，后者有相关QRS波群；另一种为具有双向阻滞圈的单侧异位心房节律，不能下传心室，可为局灶性房颤、心房扑动或房性心动过速（图11-8）。

■ 两种心房激动波互不相关，均不受对方干扰；两种心房激动波可以重叠，但不会产生融合波。

11.6.2 临床应用

完全性房内传导阻滞的心电图较为罕见，诊断更加困难，需要排除基线干扰等情况，有时甚至心电图不能肯定其诊断。

另一种心房分离的情况见于心脏移植术后患者，同时存在自体和供体的窦性P波，自体的频率一般较慢。

宋明宝

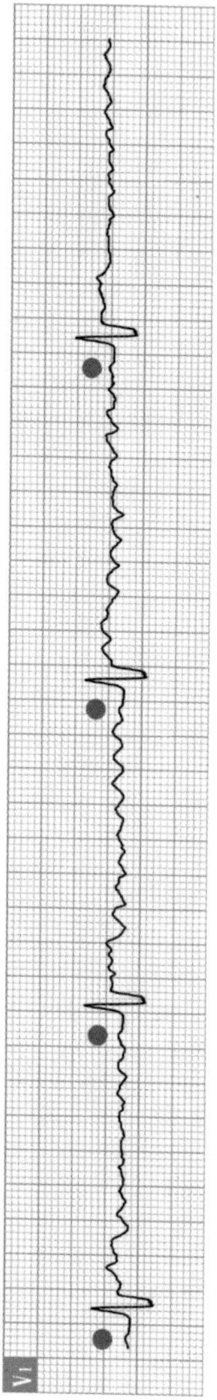

图11-8 严重的窦性心动过缓和心房颤动并存的情况。根据表现固定的PR间期以及相似的心房除极形态，判断QRS波群前的心房除极波为窦性心律

第12章

房室传导阻滞

12.1 房室传导阻滞的基本概念

顾名思义，房室传导阻滞就是指心房激动到心室的传导延缓或中断。临床上按照阻滞程度，将房室传导阻滞分为一度、二度和三度。不过，需要强调的是，决定房室传导阻滞预后的不是阻滞程度而是阻滞层面。阻滞层面越低，患者的预后越差。

房室传导阻滞发生的机制见图12-1。

一度房室传导阻滞是下游传导只有两种状态：绝对不应期和相对不应期，心房激动在相对不应期内传导，引起传导延缓。

二度Ⅰ型房室传导阻滞是绝对不应期和相对不应期均有延长，但相对不应期延长程度更多，引起进行性传导延缓，直至传导中断。

二度Ⅱ型房室传导阻滞是绝对不应期显著延长，心房激动面临两种选择：要么传导至心室，要么被阻滞。

三度房室传导阻滞是整个下游传导系统均处于不应期，心房激动完全不能传导至心室。

学习本章时，建议读者为每一份心电图描绘梯形

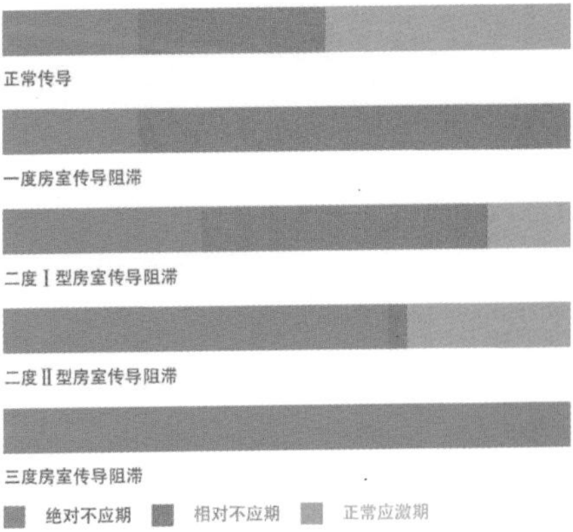

正常传导

一度房室传导阻滞

二度Ⅰ型房室传导阻滞

二度Ⅱ型房室传导阻滞

三度房室传导阻滞

■ 绝对不应期　■ 相对不应期　■ 正常应激期

图12-1 房室阻滞的机制示意图

图，从中寻找房室传导阻滞的规律。

12.2 一度房室传导阻滞

12.2.1 心电图诊断

■ 成人PR间期≥210ms，老年人PR间期>220ms（图12-2和图12-3）。

■ 或两次心电图进行比较，心率没有明显改变时，PR间期延长超过40ms。

■ 每个P波后均有相关QRS波群下传。

12.2.2 临床应用

心电图诊断一度房室传导阻滞很容易，即PR间期延长。这是下游传导系统失去正常应激期，相对不应期极度延长所致。激动在相对不应期内的传导是延缓，不中断，一度房室传导阻滞无心房激动波的脱落。

12.3 二度I型房室传导阻滞

12.3.1 心电图诊断

■ PR间期逐搏延长，直至P波不能下传。心室漏搏后，PR间期缩短，然后又逐搏延长，开始下一个周期，即文氏周期（图12-4和图12-5）。

■ 典型文氏周期中的PR间期尽管逐搏延长，但延长增量逐渐减少，RR间期逐搏缩短直至QRS波群脱落，形成"渐短突长"的RR间期变动，脱落形成的长RR间期小于任何连续两个短RR间期之和。QRS波群脱落后长周期的长度，等于两个窦性周期之和减去PR延长的总增量。长间期之后的第一个RR间期长于长间期之前的任何一次RR间期。

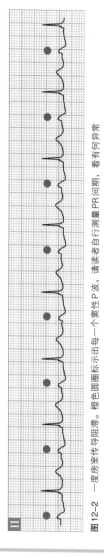

图12-2　一度房室传导阻滞。橙色圆圈标示出每一个窦性P波，请读者自行测量PR间期，看看有问异常

■ 二度Ⅰ型房室传导阻滞按一定的房室比例下传，常见者为3∶2、4∶3或5∶4传导，即每3个P波中有2个下传心室，阻滞掉一个，依此类推。

■ 临床上，最常见的是不典型的二度Ⅰ型房室传导阻滞，心电图表现有：①PR间期延长的增量时大时小，造成RR间期呈"时长时短"或"渐长突长"变动形式；有时PR间期延长到一定程度后，固定不变，甚至缩短，进而发生QRS波群脱落。②文氏周期中最后一次增量最大，造成PR间期突然延长，易形成心房回波或反复搏动而终止文氏周期。③文氏周期中第一个PR间期异常延长或缩短。

■ 不管是典型或不典型的二度Ⅰ型房室传导阻滞，PR间期与RP间期大多符合反比关系。

12.3.2　临床应用

就窦性心律而言，一度房室传导阻滞是没有P波脱落。一旦发生P波脱落，至少是二度房室传导阻滞开始。

二度Ⅰ型房室传导阻滞的诊断抓住两个条件：①P波脱落；②PR间期变动。

二度Ⅰ型房室传导阻滞的阻滞层面一般在房室交界区，预后良好，通常不会继续进展到其他严重房室传导阻滞。

12.4　二度Ⅱ型房室传导阻滞

12.4.1　心电图诊断

■ 下传心搏的PR间期可以正常或延长，但固定不变。

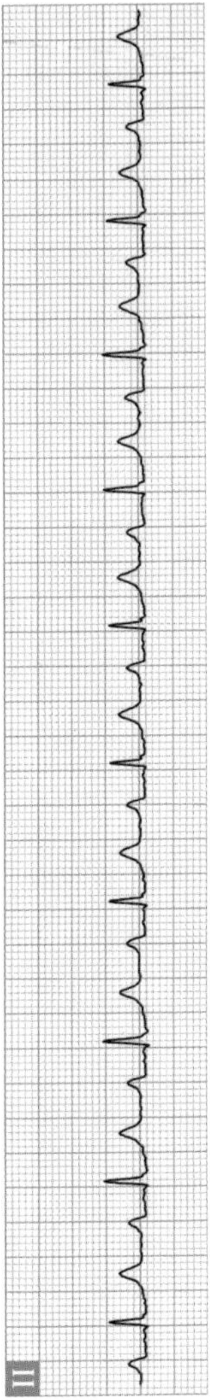

图12-3　一度房室传导阻滞。请读者自行测量PR间期

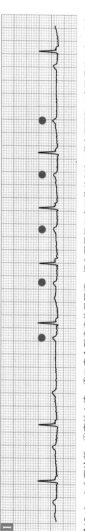

图12-4 心电图诊断：①窦性心律；②二度Ⅰ型房室传导阻滞。橙色圆圈示示出下传的P波，蓝色圆圈标示出阻滞的P波。注意观察本例心电图的PR间期不固定，有一种延长趋势，请读者自行测量，比较PR间期逐搏延长增量，以及参照诊断标准体会二度Ⅰ型房室传导阻滞的心电图特点。

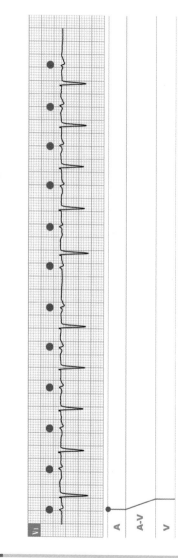

图12-5 心电图诊断：①窦性心律；②二度Ⅰ型房室传导阻滞。请读者完成梯形图，观察PR间期以及P波传导规律

■ 隔一个或数个P波之后，一定比例的心室漏搏，表现为3∶2、4∶3等不同房室传导比例的阻滞（图12-6和图12-7）。

■ 脱落前后引起的长RR间期是基础短RR间期的2倍（如果存在窦性心律不齐，可大致近似为2倍）。

■ 下传的QRS波群可正常或宽大畸形。

12.4.2 临床应用

二度Ⅱ型房室传导阻滞的诊断抓住两个条件：①QRS波脱落；②PR间期固定。

二度Ⅱ型房室传导阻滞阻滞层面一般在房室交界区以下，预后不良，通常易进展为完全性房室传导阻滞而需要起搏器治疗。

12.5 2∶1房室传导阻滞

12.5.1 心电图诊断

■ 50%的P波下传，50%的P波被阻滞（图12-8）。

12.5.2 临床应用

2∶1房室传导阻滞的一个重要鉴别诊断是：未下传的房性早搏二联律。P波形态一致，PP间期无明显提前甚至规整等提示2∶1房室传导阻滞。

2∶1房室传导阻滞是单独的心电图诊断，但有时合并表现二度Ⅰ型房室传导阻滞或二度Ⅱ型房室传导阻滞

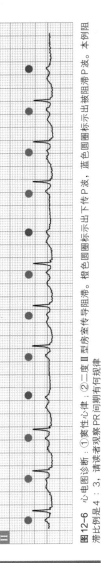

图12-6 心电图诊断：①窦性心律；②二度Ⅱ型房室传导阻滞。橙色圆圈标示出下传P波，蓝色圆圈标示出被阻滞P波。本例阻滞比例是4∶3，请读者观察PR间期有何规律

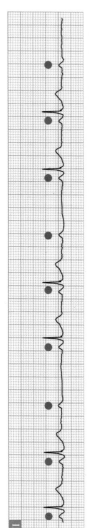

图12-7 心电图诊断：①窦性心律；②二度Ⅱ型房室传导阻滞。橙色圆圈标示出下传P波，蓝色圆圈标示出被阻滞P波。本例阻滞比例是多少？请读者观察PR间期有何规律

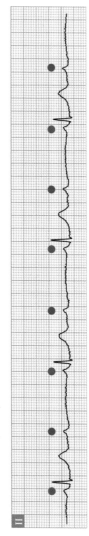

图12-8 心电图诊断：①窦性心律；②2∶1房室传导阻滞。橙色圆圈标示出下传P波，蓝色圆圈标示出被阻滞P波。请读者测量PP间期，有何规律

（图12-9）。不过，2∶1房室传导阻滞并不能归类进入二度Ⅰ型或Ⅱ型房室传导阻滞，因为至少需要两个连续的PR间期才能判断PR间期行为（固定或是变动）。

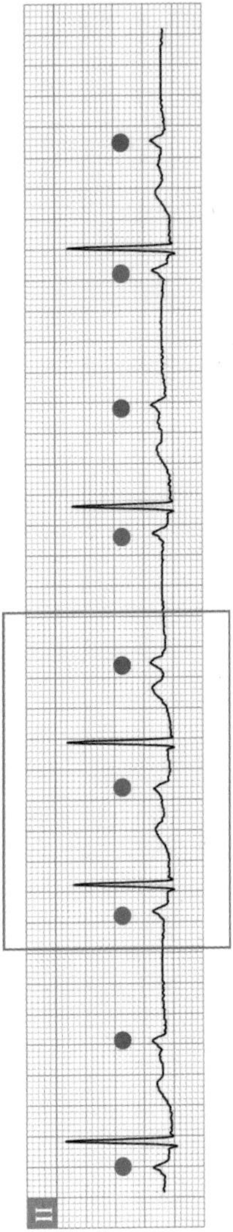

12.6 高度房室传导阻滞

12.6.1 心电图诊断

■ 3∶1或更高程度的二度房室传导阻滞（如4∶1、5∶1、6∶1等），称为高度房室传导阻滞（图12-10）。

■ 大部分P波被阻滞而只有极少数P波能下传心室的二度房室传导阻滞，称为几乎完全性房室传导阻滞。

12.6.2 临床应用

高度房室传导阻滞是二度房室传导阻滞和三度房室传导阻滞之间的一种过渡，临床上患者多有黑矇、晕厥、循环不稳等表现，需要起搏器治疗。

一些高度和几乎完全性房室传导阻滞发生时，心室大部分由交界性或室性逸搏控制，逸搏节律一般是规整的，如果再穿插零星窦性心律，则心室率多数不规整。不规整之处也是节律变动之处。

12.7 三度房室传导阻滞

12.7.1 心电图诊断

■ PP间期和RR间期各自维持自己固有的规律性。

图12-9 心电图诊断：①窦性心律；②二度Ⅰ型房室传导阻滞；③2∶1房室传导阻滞。橙色圆圈标示出下传P波，蓝色圆圈标示出被阻滞P波。橙色线框标示二度Ⅰ型房室传导阻滞节律片段，注意可见PR间期延长，随后脱落。其余为2∶1房室传导阻滞

■ P波与QRS波群完全无关。完全无关的判定标准是：PR间期不固定（图12-11）。

■ 心房率大于心室率，心室率慢而规整。

■ 阻滞部位在希氏束分叉以上时，则QRS波形态正常，室率常在40～60次/分；阻滞部位在希氏束分叉以下时，则QRS波群宽大畸形，室率常在30～40次/分（图12-11和图12-12）。

12.7.2　临床应用

多数三度房室传导阻滞的RR间距规则，QRS波群形态、时限一致。少数情况下，RR间距可以不规则，QRS波群形态也有差异。更罕见的有RR间距规整，QRS波群形态不一。产生这些情况的主要原因有逸搏点不稳定、存在多种逸搏点以及合并其他心律失常。

三度房室传导阻滞又称为完全性房室传导阻滞，即所有的心房激动波都未能下传心室，心室由交界性逸搏或室性逸搏控制。一般而言，心室率越慢，QRS波群越宽大畸形，逸搏心律越不稳定。

三度房室传导阻滞时，由于P波和QRS波无关，大量的P波重叠于QRS波群或T波中，造成QRS起始部或终末部粗钝、T波振幅增高或切迹等，这些都是寻找P波的线索。在其他心律失常分析中亦是如此。

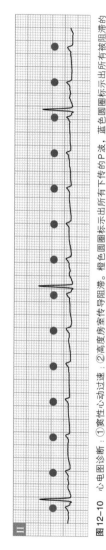

图12-10　心电图诊断：①窦性心动过速；②高度房室传导阻滞。橙色圆圈标示出所有下传的P波，蓝色圆圈标示出所有被阻滞的P波。请读者计算传导比例。

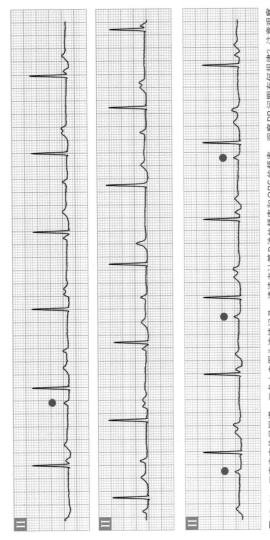

图12-11 三度房室传导阻滞。三条心电图为连续记录。请读者计算 P 波的频率和 QRS 的频率。观察 PR 间期有何规律？注意观察 T 波形态，多变的 T 波形态中，本例心电图中，貌似正常 PR 间期并无关系色圆圈所示），可以说明两者并无关系。有时 P 波重叠于其中。三度房室传导阻滞时，结合其他细测量这些 PR 间期，但仔细测量这些 PR 间期，有时 P 波出现时机巧合（图中蓝）

三度房室传导阻滞的PR间期不固定，要与二度Ⅰ型房室传导阻滞变动的PR间期鉴别，后者呈一定规律性变动。

一些三度房室传导阻滞可以恢复，但另一些三度房室传导阻滞则为永久性，后者很大一部分需要起搏器治疗。

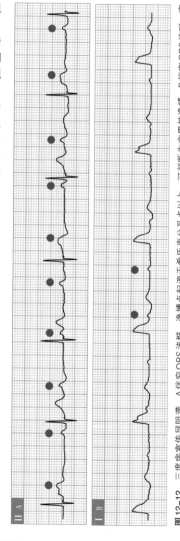

图12-12　三度房室传导阻滞。A伴窄QRS波群，逸搏点起源于希氏束分叉点以上，可判断为交界性逸搏。B伴宽QRS波群。窦性心律情况下，出现的三度房室传导阻滞，由于P波和QRS波无关，一些患者利用这个PP间期，去分析并临近的末下传的P波；B条中蓝色圆圈标示出两个临近的P波，请读者利用这个PP间期，去分析并标示出全部的P波。A条中蓝色圆圈标示出全部的P波。

戴引

第13章

室内传导阻滞

13.1 完全性右束支传导阻滞

13.1.1 心电图诊断

■ 成人QRS波群时限≥120ms，4～16岁儿童＞100ms，4岁以下儿童＞90ms。

■ V_1、V_2导联QRS波群呈rsr′、rsR′或rSR′型。R′或r′时限通常比初始R波宽。少数患者可在V_1和/或V_2导联出现宽并常有切迹的R波（图13-1和图13-2）。

图13-1 心电图诊断：①窦性心律；②异常Q波见于Ⅱ、aVF导联，请结合临床；③完全性右束支传导阻滞

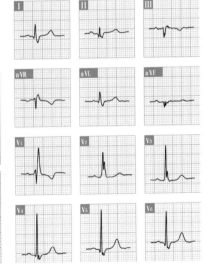

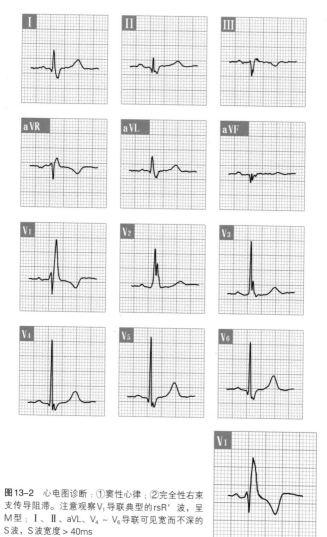

图13-2 心电图诊断：①窦性心律；②完全性右束支传导阻滞。注意观察V₁导联典型的rsR′波，呈M型；Ⅰ、Ⅱ、aVL、V₄～V₆导联可见宽而不深的S波，S波宽度 > 40ms

■ 成人 I、V_6 导联 S 波时限 > R 波时限，或 S 波时限 > 40ms。

■ V_5、V_6 导联 R 峰时限正常，但 V1 导联 R 峰时限 > 50ms。

以上标准，诊断时应具备前三条。当在 V_1 导联上呈显著单一 R 波有或无切迹时，应满足第四条。

13.1.2　完全性右束支传导阻滞和急性心肌梗死

完全性右束支传导阻滞主要影响 QRS 波群的终末部，心电图出现特征性的 R′ 波和 S 波；而急性心肌梗死主要影响 QRS 波群的起始部，两者合并发生时，波群不会相互掩盖（图 13-3 和图 13-4）。

临床上，当合并前间壁心肌梗死时，完全性右束支传导阻滞 V_1 导联的第一个 r 波或 R 波丢失，出现病理性 Q 波，完全性右束支传导阻滞失去其典型图形，但结合其他导联的 S 波以及 V_1 导联 QR 波（一般前间壁心肌梗死时 V_1 导联呈 QS 波）等特征，不要漏诊完全性右束支传导阻滞（图 13-4）。

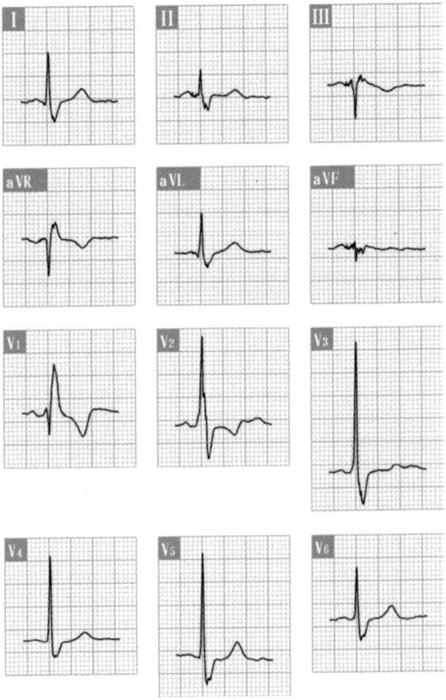

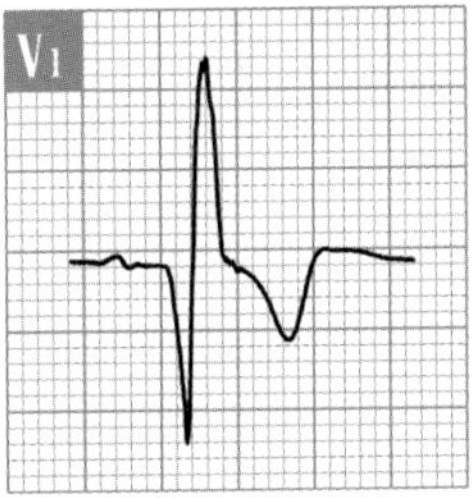

图 13-5　心电图诊断：①窦性心律；②电轴右偏；③完全性右束支传导阻滞；④前间壁心肌梗死，注意右胸导联病理性 Q 波，ST 段弓背向上型抬高以及 T 波倒置三个典型的心肌梗死心电图改变

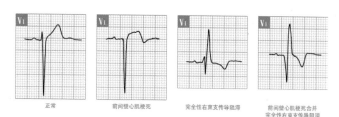

图13-4 不同情况下V₁导联QRS波群形态比较

13.1.3 临床应用

通常情况下，左束支比右束支的传导略快10ms，两者近乎同时分别激动左、右心室，产生正常QRS波群。一旦两者的传导相差>40～60ms，即出现传导延缓侧的完全性束支传导阻滞图形；相差>25～40ms，则出现传导延缓侧的不完全性束支传导阻滞图形。如果两侧束支均存在传导延缓，但延缓程度同步，同时激动心室，产生正常QRS波群。

完全性右束支传导阻滞心电图的诊断主要依据V₁导联特征性"M"型图形以及Ⅰ、V₅、V₆导联宽而粗钝的S波，根据波形即可诊断。

完全性右束支传导阻滞时，T波方向与QRS终末部的方向相反，例如V₁导联QRS终末部呈直立R′波，则ST段下移、T波倒置；V₆导联呈负向S波，则T波直立。这种在QRS波增宽的情况下发生的ST-T改变，称为继发性ST-T改变。

13.2 不完全性右束支传导阻滞

13.2.1 心电图诊断

■ 成人QRS波群形态类似完全性右束支传导阻滞改变，但时限<120ms（图13-5）。

13.2.2 临床应用

房间隔缺损常见不完全性右束支传导阻滞。

临床上，正常人有一种变异的室上嵴型心电图，酷似不完全性右束支传导阻滞，要仔细鉴别（图13-6）。

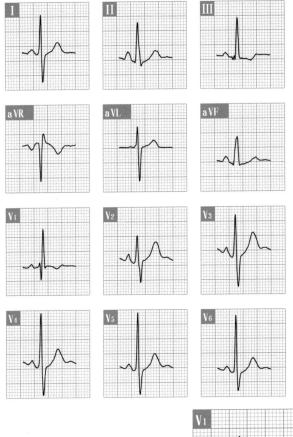

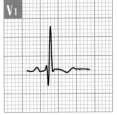

图13-5 P波Ⅱ导联直立，aVR导联倒置，为窦性心律。PR间期120ms，QRS时限115ms。V₁导联呈rsR'型，R'波 > r波。Ⅰ、Ⅱ、avL、V₄ ~ V₆导联可见S波增宽，时限 > 40ms。Ⅰ、V₅ ~ V₆导联q波消失。心电图诊断为：①窦性心律；②不完全性右束支传导阻滞

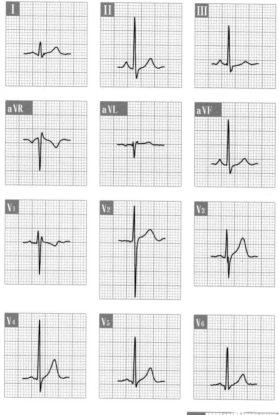

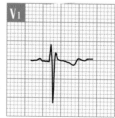

图13-6　正常心电图。注意本例不要误诊为不完全性右束支传导阻滞，V_1导联QRS波群虽然呈M型三相波，但第一个r波振幅>第二个r′波振幅，与前述的右束支传导阻滞形态恰好相反。其他鉴别要点有：①下一肋间描记，波形正常；②V_1导联r波振幅<8mm；③V_1导联r波振幅<6mm；④V_1导联r′/S<1

13.3 完全性左束支传导阻滞

13.3.1 心电图诊断

■ 成人QRS波群时限≥120ms，4～16岁儿童＞100ms，4岁以下儿童＞90ms。

■ Ⅰ、aVL、V_5、V_6导联记录到宽阔有切迹、顿挫的R波，偶有V_5、V_6导联导联记录到RS型而取代了QRS波群的移行（图13-7和图13-8）。

图13-7 心电图诊断：①窦性心律；②电轴左偏；③完全性左束支传导阻滞；④ST-T改变。完全性左束支传导阻滞时，ST和T波方向与主波相反，是一种继发性改变，本例V_6导联T波直立，说明合并原发性ST-T改变。实际上，完全性左束支传导阻滞主要见于器质性心脏病患者，区分原发性或继发性并不重要，可笼统诊断为ST-T改变

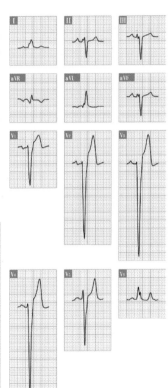

■ Ⅰ、V_5、V_6导联无q波，窄q波可出现在心肌病变区域的导联上。

■ V_5、V_6导联R峰时限＞60ms，但在V_1、V_2、V_3导联正常，以上导联上可辨认出初始的小r波。有时$V_1 \sim V_3$导联可呈QS波。

■ ST段和T波的方向通常与QRS波群方向相反。

■ 在QRS波群直立的导联上出现正向T波也可能是正常的（正向同向性）。

■ 负向QRS波群并ST段压低和/或负向T波为异。

■ 左束支传导阻滞时可使额面电轴向右或向左偏移，在某些患者中可表现为心率依赖性。

图13-8 心电图诊断：①窦性心律；②电轴左偏；③完全性左束支传导阻滞；④ST-T改变。完全性左束支传导阻滞主要见于器质性心脏病患者，是一种有临床意义的室内传导阻滞

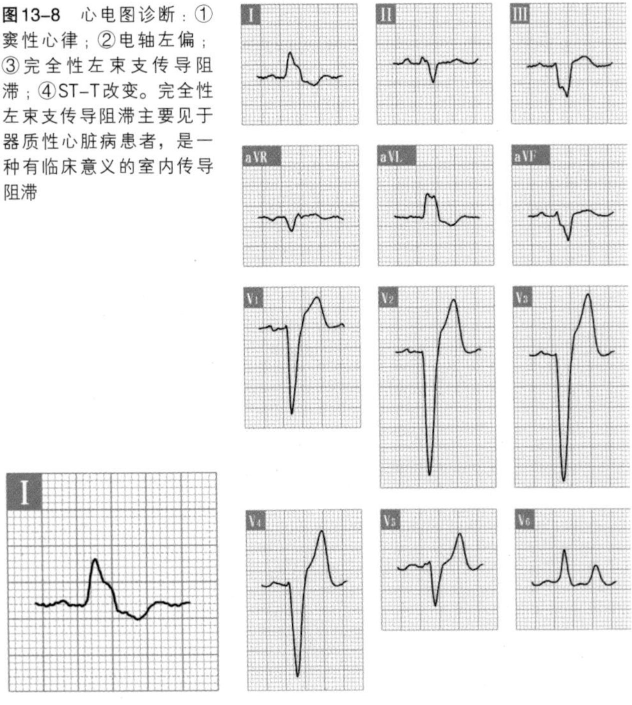

13.3.2　完全性左束支传导阻滞和急性心肌梗死

完全性左束支传导阻滞时，右胸导联（$V_1 \sim V_3$）有时呈QS型伴ST段上斜型抬高，要与急性前间壁心肌梗死鉴别，更有甚者完全性左束支传导阻滞合并急性心肌梗死。完全性左束支传导阻滞背景下诊断急性心肌梗死的Sgarbonssa诊断标准见表13-1。

表13-1　完全性左束支传导阻滞背景下心电图诊断急性心肌梗死

诊断标准	计分
ST段抬高≥1mm，其中至少一个导联ST段抬高方向与QRS主波方向一致	5分
QRS主波方向向下的V_1、V_2或V_3导联ST段压低≥1mm	3分
QRS主波向下的导联ST段抬高≥5mm	2分

这一标准的分值≥3分时，诊断急性心肌梗死的特异度为96%，阳性预测值88%；分值为2分时，提示有中高度的急性心肌梗死可能，需要有更多的其他证据来证实。例如图13-8，V_2、V_3导联ST段抬高≥5mm，需要结合临床病史、患者症状以及心梗坏死标志物、系列心电图演变等来证实，该例患者实际并无急性心肌梗死。

既往认为完全性左束支传导阻滞时，Ⅰ、aVL、V_5、V_6导联无Q波，若出现Q波，则是心肌梗死的标志。病理学研究证实，完全性左束支传导阻滞的，以上导联也可以出现窄小的Q波，Q波通常<20ms，如果≥40ms，则支持心肌梗死的存在。

13.3.3　临床应用

典型的完全性左束支传导阻滞，V_5、V_6导联图形类似Ⅰ、aVL导联，即粗钝的R波（图13-7和图13-8的Ⅰ、aVL导联）。有时因患者的心脏结构以及在胸腔中的位置改变显著，V_5、V_6导联的图形也呈rS型，粗钝的R波图形实际出现在$V_7 \sim V_9$导联间，只要Ⅰ、aVL、$V_1 \sim V_3$导联图形典型，仍可以诊断完全性左束支传导阻滞。

13.4 不完全性左束支传导阻滞

13.4.1 心电图诊断

■ 成人QRS波群时限110～119ms，8～16岁儿童90～100ms，8岁以下儿童QRS波群时限80～90ms（图13-9）。

■ 出现左心室肥厚的图形。

■ Ⅰ、V_5、V_6导联q波消失。

■ V_4、V_5、V_6导联R峰时间＞60ms。

13.4.2 临床应用

间隔q波缺失是典型左束支传导阻滞的一个诊断标准，但间隔

图13-9 心电图诊断：①窦性心律；②电轴左偏；③不完全性左束支传导阻滞；④ST-T改变。间隔q波丢失可见于先天性矫正型大动脉转位、不完全或完全性左束支传导阻滞、左后分支传导阻滞、心室预激、左心室或右心室肥厚、室间隔中三分之一处纤维化或梗死、冠状动脉左前降支近端病变（糖尿病患者除外）、X综合征、垂位心电轴以及心脏移植等

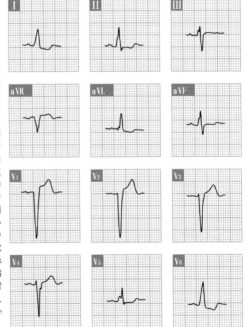

q波缺失心电图并非都是左束支传导阻滞心电图。

13.5　左前分支传导阻滞

13.5.1　心电图诊断

■ 额面电轴在 -45° ～ -90°。

■ aVL 导联呈 qR 型。

■ aVL 导联 R 峰时间 ≥45ms。

■ Ⅱ、Ⅲ、aVF 导联 QRS 波群呈 rS 型，$S_{Ⅲ} > S_{Ⅱ}$，$R_{aVL} > R_{Ⅰ}$，aVL 导联呈 qR 型（图13-10）。

■ QRS时限正常或稍长，一般不超过110ms。

图13-10　心电图诊断：①窦性心律；②电轴左偏；③左前分支传导阻滞

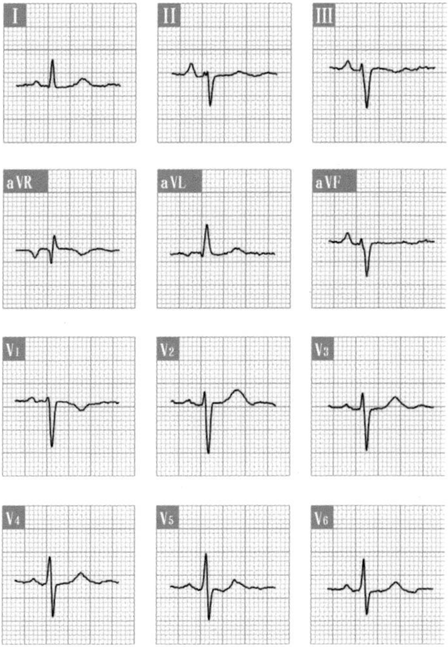

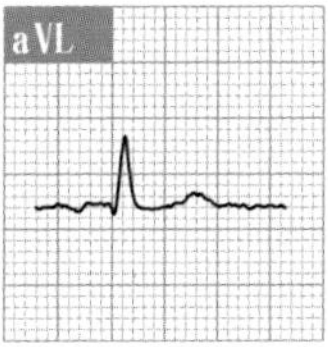

13.5.2 临床应用

左前分支传导阻滞有一个重要的鉴别诊断，常见于慢性肺源性心脏病以及显著右心室肥厚的患者，出现假性电轴左偏，Ⅱ、Ⅲ导联虽呈 rS 型，但 $S_Ⅱ > S_Ⅲ$，其他常见合并心电图异常有右心房异常、顺钟向转位、右心室肥厚等（图13-11）。

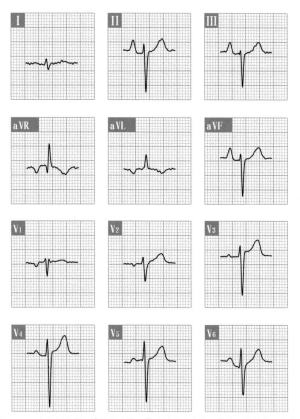

图13-11 心电图诊断：①窦性心律；②电轴重度右偏；③右心房异常；④顺钟向转位

13.6 左后分支传导阻滞

13.6.1 心电图诊断

■ 成人额面电轴 +90°～ +180°。由于 ≤16 岁的儿童额面电轴可以右偏，因此只有当记录到明显的电轴右偏时，此标准才适用于儿童。

■ I、aVL 导联 QRS 波群呈 rS 型（图 13-12）。

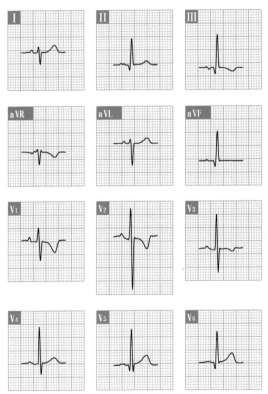

图 13-12 心电图诊断：①窦性心律；②电轴右偏；③左后分支传导阻滞

- Ⅲ、aVF导联QRS波群呈qR型。
- QRS波群时限＜120ms。

13.6.2　临床应用

临床上，必须排除其他引起电轴右偏的情况，方能诊断左后分支传导阻滞，因为左后分支传导阻滞是一种少见的异常心电图。

13.7　非特异性室内传导异常

13.7.1　心电图诊断

- 成人QRS波群时限＞110ms，8～16岁儿童QRS波群时限＞90ms，8岁以下儿童QRS波群时限＞80ms。
- QRS波群可有粗钝或切迹，但各导联QRS波群形态既不像左、右束支传导阻滞，又不像分支传导阻滞（图13-13）。
- PR间期＞120ms，排除心室预激或室性心搏。

图13-13　心电图诊断：①窦性心律；②不定型室内传导阻滞；③QT间期延长。QRS间期140ms，Ⅰ导联有粗钝S波，貌似右束支传导阻滞图形，但V₁导联呈RS型QRS波群，不符合完全性右束支传导阻滞

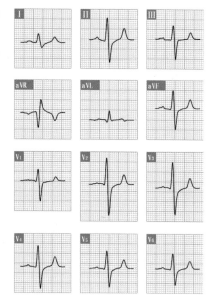

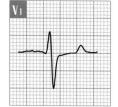

13.7.2　临床应用

不定型室内传导异常多见于心肌严重病变的患者，心电图诊断主要抓住两点：①QRS波群时限增宽；②QRS波群形态不满足典型束支或分支传导阻滞图形。

13.8　双束支传导阻滞

双束支传导阻滞包括左、右束支同时阻滞。左束支和右束支传导阻滞也能够分为一度、二度Ⅰ型、二度Ⅱ型和三度，发生双束支传导阻滞时，两侧束支传导阻滞程度可以相同，也可以不同，形成"丰富多彩"的心电图图形和节律紊乱，也是复杂性心律失常产生的一个重要原因。

实际上，2009年心电图解析指南不建议使用"双束支传导阻滞"这一术语，而应对每一种传导阻滞的异常单独描述。但为便于读者好理解，我们仍旧使用双束支传导阻滞，特此说明。

为了便于读者容易理解，本节的内容我们假设室上性节律为窦性心律。

13.8.1　左右束支同时发生一度传导阻滞

同步传导阻滞

■ QRS波群形态正常。

■ PR间期延长（图13-14）。

这种类型的心电图实际上就表现为一度房室传导阻滞，要确诊双束支传导阻滞只能根据心内电生理检查测值判断。

不同步传导阻滞

■ 一侧束支传导阻滞图形。

■ PR间期延长（图13-15）。

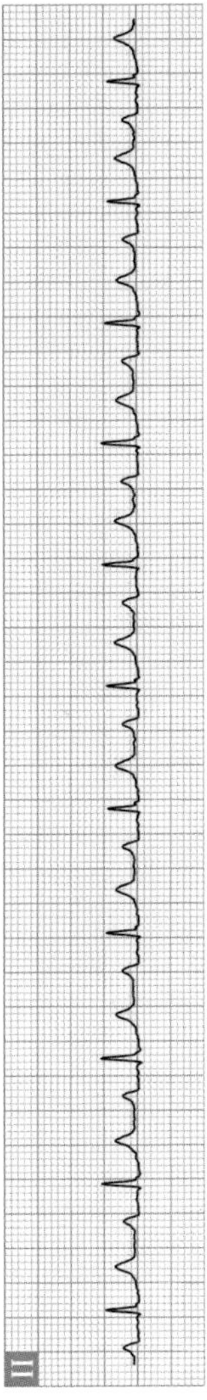

图13-14　一度房室传导阻滞

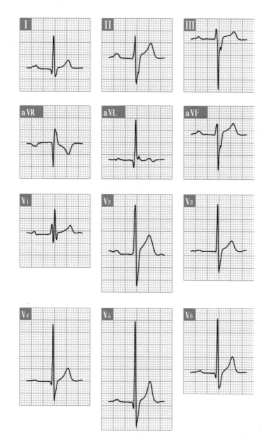

图13-15　心电图诊断：①窦性心律；②电轴左偏；③完全性右束支传导阻滞；④一度房室传导阻滞；③+④提示双束支传导阻滞可能。相似的，完全性左束支传导阻滞伴PR间期延长，同样提示双束支传导阻滞。临床上，要完全凭借心电图做出阻滞部位的区分，有时难以办到，不过可以根据心电图表现或其他心电现象进行推导

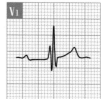

这种类型的双束支传导阻滞，心电图表现为一度房室传导阻滞伴单侧束支传导阻滞图形，从电生理角度看，有两种可能：①一度房室结传导阻滞＋单侧束支传导阻滞；②不同步的一度右束支传导阻滞＋一度左束支传导阻滞。阻滞部位需要心内电生理检查确认。

13.8.2 左右束支同时发生三度传导阻滞

这种类型的心电图实际表现为三度房室传导阻滞。左右束支同时发生三度传导阻滞，逸搏节律点肯定来自某侧阻滞束支下方，无论来自那侧心室，肯定是宽大畸形的室性逸搏（图13-16）。实际上，临床大部分三度房室传导阻滞是三度双束支传导阻滞所致，但只有心内电生理检查才能够明确精确的阻滞部位，否则只能根据心电图诊断三度房室传导阻滞。

13.8.3 单侧束支三度＋另侧束支传导阻滞

当发生三度右束支传导阻滞时，激动恒定不能经由右束支下传心室。当经左束支下传心室后，如果左束支传导功能正常，则心电图表现为单纯的完全性右束支传导阻滞。

当左束支出现传导延缓，但每一次窦性冲动均能够下传心室，即左束支内发生一度传导阻滞，心电图表现为一度房室传导阻滞（实际为左束支内发生的一度传导阻滞）合并完全性右束支传导阻滞图形。

当左束支内发生二度Ⅱ型传导阻滞时，一部分窦性冲动经左束支下传心室，产生完全性右束支传导阻滞图形，另一部分窦性冲

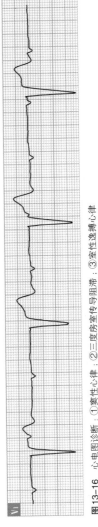

图13-16 心电图诊断：①窦性心律；②三度房室传导阻滞；③室性逸搏心律

动不能经由左束支下传，发生心室漏搏，PR间期固定（图13-17）。

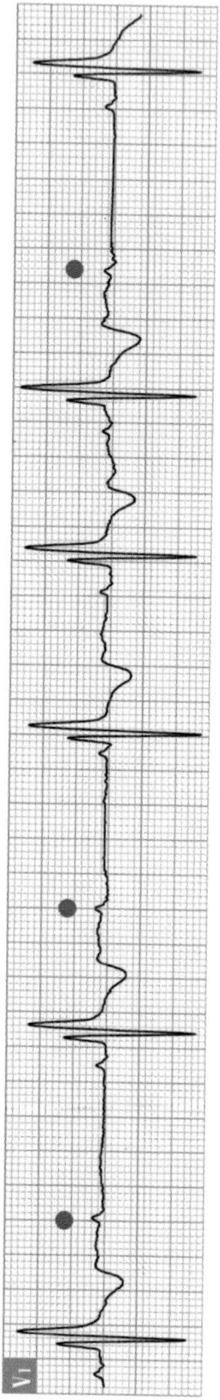

当左束支内发生二度Ⅰ型传导阻滞时，情况更为复杂，除心室漏搏外，QRS波的形态多变，而且呈进行性改变，PR间期固定或进行性变化。

同理，读者可以假设三度左束支传导阻滞合并不同程度右束支传导阻滞的心电图表现。

13.8.4 双侧束支同时发生二度传导阻滞

同步传导阻滞

■ QRS波群形态正常。

■ 部分P波未能下传心室。

■ PR间期正常或延长。

不同步传导阻滞

■ 一侧束支传导阻滞图形或两侧束支传导阻滞图形交替出现。

■ 部分P波未能下传心室。

■ PR间期正常或延长。

13.9 双分支传导阻滞

双分支传导阻滞包括右束支传导阻滞合并左前分支传导阻滞、右束支传导阻滞合并左右分支传导阻滞以及左前分支传导阻滞合并左后分支传导阻滞。临床上最常见的是完全性右束支传导阻滞合并左前分支传导阻滞。

13.9.1 完全性右束支合并左前分支传导阻滞

心电图诊断

■ QRS波群时限≥120ms。

■ V₁、V₂导联QRS波群呈rSR′型，或呈

图13-17 心电图诊断：①窦性心律；②三度右束支传导阻滞合并二度左束支传导阻滞

宽大并有切迹的R波即M型波，Ⅰ、V_5、V_6导联的S波粗钝。

■ Ⅱ、Ⅲ、aVF导联QRS波群呈rS型，$S_{Ⅲ} > S_{Ⅱ}$。

■ QRS额面电轴在 $-90° \sim -45°$（图13-18）。

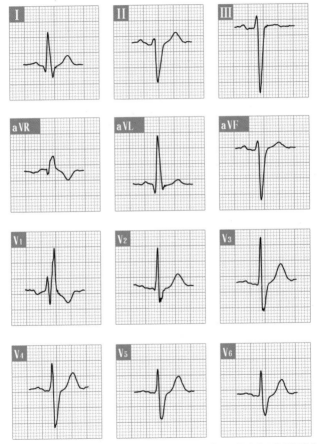

图13-18　心电图诊断：①窦性心律；②电轴左偏；③完全性右束支传导阻滞合并左前分支传导阻滞

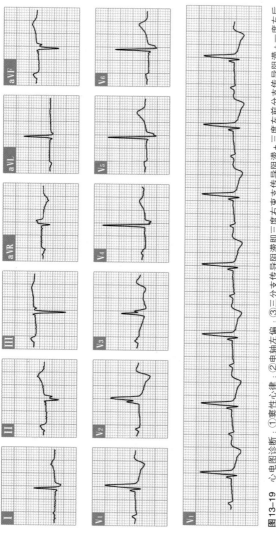

图 13–19 心电诊断：①窦性心律；②电轴左偏；③三度右束支传导阻滞即三度右束支传导阻滞＋三度左前分支传导阻滞＋三度左后分支传导阻滞。实际上，心电图并不能精确判断 PR 间期延长的部位，该例心电图如果引起 PR 间期延长的部位是房室结，则是一例房室结传导阻滞＋双分支传导阻滞心电图。不过，在 12 导联心电图有基础双分支传导阻滞的基础上，我们宁愿推测三分支传导阻滞。需要强调的是，这种心电图诊断可以有两种解释和诊断，取决于临床医生选择哪种，具体或罗列两种诊断。

临床应用

完全性右束支传导阻滞合并左前分支传导阻滞实际上是心电图同时出现完全性右束支传导阻滞和左前分支传导阻滞的图形，前者右胸导联可以明确诊断，后者肢体导联可以明确诊断。

13.10 三分支传导阻滞

三分支传导阻滞是指右束支、左前分支和左后分支同时出现传导紊乱。当三个分支发生不同比例、不同程度的传导阻滞时，将产生复杂心律失常。

13.10.1 完全性三分支传导阻滞

完全性三分支传导阻滞时，室上性冲动在三个分支的传导全部受阻，不能下传激动心室，心电图表现为三度房室传导阻滞。

13.10.2 不完全性三分支传导阻滞

① 在完全性右束支传导阻滞合并左前分支传导阻滞的基础上，心电图有PR间期延长和/或心室漏搏等表现。完全性右束支传导阻滞和左前分支传导阻滞时，激动只能通过左后分支下传心室，如果左后分支传导功能正常，PR间期正常；如果左后分支出现一度传导阻滞，则PR间期延长；出现二度传导阻滞，则PR间期固定或多变，心室漏搏（图13-19）。

② 在完全性右束支合并左后分支传导阻滞的基础上，心电图有PR间期延长和/或心室漏搏等表现。

③ 交替性或间歇性出现右束支传导阻滞、左前分支传导阻滞和左后分支传导阻滞。

④ 分支型左束支传导阻滞合并PR间期延长或间歇性心室漏搏。

覃 军

第14章

心室预激

14.1 心室预激

正常情况下，房室环这个电学绝缘体把心房和心室隔离开来，室上性冲动只能通过特化传导系统（房室结-希浦系统）下传心室，这就是电生理学上所谓的"正道"。有时，心房-心室肌、心房-束支、结间束-房室结下部，结间束-希氏束，房室结-心室肌、房室结-束支之间还存在另外的连接肌束，室上性冲动还能够通过这些额外的通道激动心室，即所谓的"旁道"。

旁道无房室结的传导延搁，传导速度较正道快，因此优先下传激动心室，引起短PR间期；不过，旁道引起的心室激动属于心肌-心肌激动，传导缓慢，因此除极形成的波模糊、粗钝，心电图学上称为预激波、delta波或 Δ 波。正道经过缓慢的房室结传导后，进入希浦系统快速传导，产生随后快速除极的QRS波。因此，典型的心室预激波实际上是旁道和正道产生的室性融合波（图14-1）。

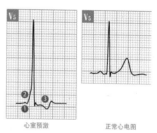

心室预激　　　　　正常心电图

图14-1　心室预激和正常心电图比较。①短PR间期，②预激波，QRS波起始部粗钝模糊；③继发性ST-T改变

14.1.1 预激综合征的分类
WPW综合征

典型预激。解剖基础是房室旁道，又称为Kent束。心电图表现为PR间期＜120ms，QRS波群间期＞100ms，起始部粗钝，有预激

波；PJ间期正常；继发性ST-T改变。

LGL综合征

解剖基础是房室结加速传导，少数为心房-希氏束旁道，James束。心电图表现为PR间期<120ms，QRS波群间期正常，起始部无预激波。合并心动过速时又称为短PR间期综合征。

Mahaim纤维

解剖基础是右心房-右束支旁道。心电图表现为PR间期正常或长于正常值；QRS间期延长，有预激波。2009年心电图解析指南不建议使用Mahaim型预激这一术语，因为此型预激综合征不能通过心电图做出诊断。

14.2 A型预激

14.2.1 心电图诊断

■ 窦性P波，PR间期<120ms，PJ间期正常。

■ QRS波群时限≥120ms，其起始部粗钝（δ波，音delta，或Δ波）。

■ QRS波群在$V_1 \sim V_3$导联呈R型或Rs型（$V_{1 \sim 6}$导联QRS波群以R波为主，图14-2和图14-3）。

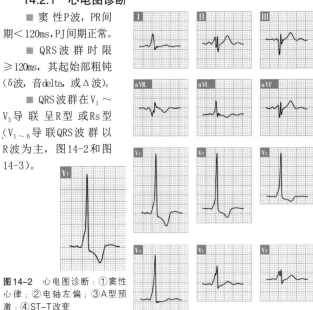

图14-2 心电图诊断：①窦性心律；②电轴左偏；③A型预激；④ST-T改变

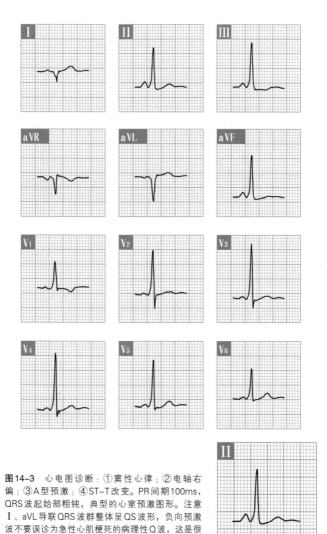

图14-3 心电图诊断：①窦性心律；②电轴右偏；③A型预激；④ST-T改变。PR间期100ms，QRS波起始部粗钝，典型的心室预激图形。注意Ⅰ、aVL导联QRS波群整体呈QS波形，负向预激波不要误诊为急性心肌梗死的病理性Q波，这是很多初学者常犯的错误

■ 继发性ST-T改变。可伴有ST段下移、T波倒置等表现。

14.2.2 预激波的识别

具有预激特征的QRS波群起始部40ms规定为δ波（图14-4）。

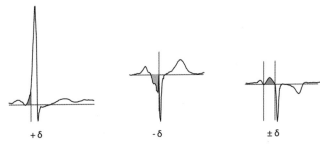

图14-4 δ波极性判断

δ波正向用"+"表示，指δ波位于基线以上。

δ波负向用"−"表示，指δ波位于基线以下。

δ波在等电位线用"±"表示，指与有明显预激导联同步记录的QRS波群无δ波、δ波双向或δ波起始时偏离基线而在QRS开始之前又回到基线。

−δ波出现在 I、aVL 容易误诊为高侧壁心肌梗死；出现在 II、III、aVF 导联容易误诊为下壁心肌梗死；B型预激时，V_1 ～ V_3 导联呈 QS 型酷似前间壁心肌梗死。鉴别时注意PR间期＜120ms，多导联可见明显的预激波支持心室预激诊断（图14-5）。

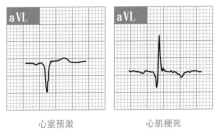

心室预激   心肌梗死

图14-5 心室预激和心肌梗死比较。PR间期<120ms是典型预激的特征

有些左心室肥厚的QRS波起始部也会出现粗钝、模糊，但PR间期＞120ms，其余导联可以肯定无预激波等不支持预激诊断。

14.3 B型预激

14.3.1 心电图诊断

- 窦性P波，PR间期＜120ms，PJ间期正常。
- QRS波群时限≥120ms，其起始部粗钝。
- QRS波群在$V_1 \sim V_3$导联呈rS型或QS型（$V_1 \sim V_3$导联QRS波群以S波为主，$V_4 \sim V_6$导联QRS波群以R波为主，图14-6和图14-7）。
- 继发性ST-T改变。可伴有ST段下移、T波倒置等表现。

图14-6 心电图诊断：①窦性心律；②电轴左偏；③B型预激；④ST-T改变

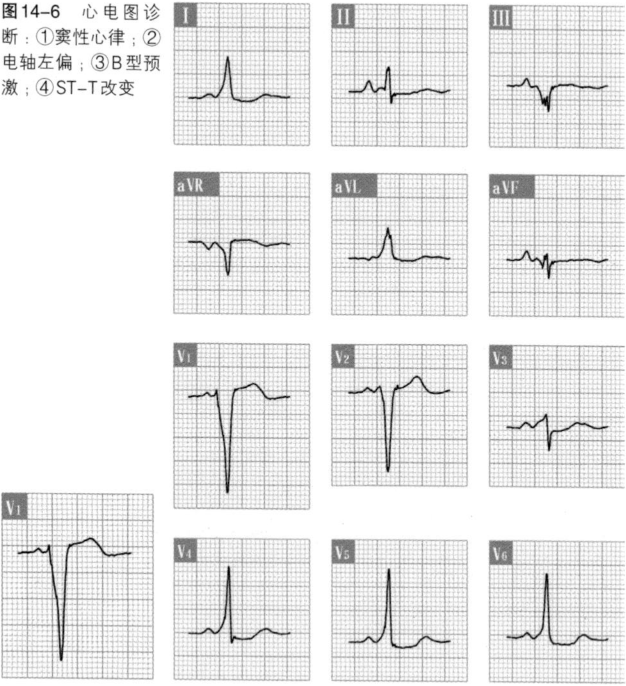

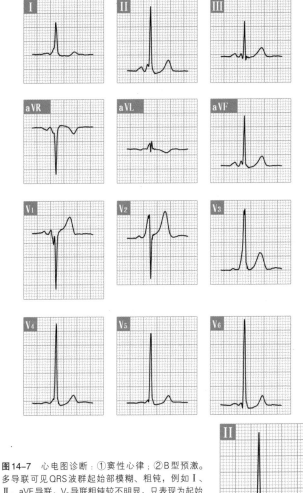

图14-7 心电图诊断：①窦性心律；②B型预激。多导联可见QRS波群起始部模糊、粗钝，例如Ⅰ、Ⅱ、aVF导联，V₂导联粗钝较不明显，只表现为起始部模糊，除极缓慢，V₁导联预激波呈±δ波，QRS波群主波方向向下，提示旁道位于右心室

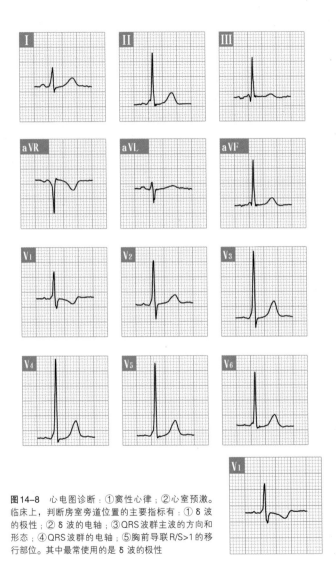

图 14-8 心电图诊断:①窦性心律;②心室预激。
临床上,判断房室旁道位置的主要指标有:① δ 波
的极性;② δ 波的电轴;③QRS波群主波的方向和
形态;④QRS波群的电轴;⑤胸前导联R/S>1的移
行部位。其中最常使用的是 δ 波的极性

14.3.2　预激波的定位

旁道不仅有左、右心室之分，还有间隔部和游离壁部旁道之分。精确的心电图旁道定位较为复杂，初学者难以掌握，我们只介绍一种简单的旁道定位方法。

V₁导联定左右

V_1导联预激波和QRS波群主波（以下简称主波）向上，旁道位于左心；V_1导联预激波负向或正向，主波向下，旁道位于右心。

Ⅲ、aVF导联定前后

预激波在Ⅲ、aVF导联呈正相，旁道位于前方；预激波在Ⅲ、aVF导联呈负相，旁道位于后方。

定间隔

左侧旁道预激波在Ⅰ、aVL导联呈正相时，旁道位置靠近间隔；在Ⅰ、aVL导联呈负向，旁道偏向游离壁，主波负相越深，旁道越靠近左前侧壁。

右侧旁道δ负向或等电位，主波呈QS型，提示右间隔旁道；δ正向，主波呈rS型，r波较宽，旁道位于右室游离壁。

请读者根据这些规则，判断图14-2、图14-2、图14-6、图14-7和图14-8旁道位置。详细的旁道定位请参阅心电图学或心脏电生理学专著。

14.3.3　旁道的传导功能

显性预激是指旁道具有前向传导功能，不应期短，传导速度快，无论心率快慢，均呈现典型的预激图形。

隐性预激是指旁道具有前向传导功

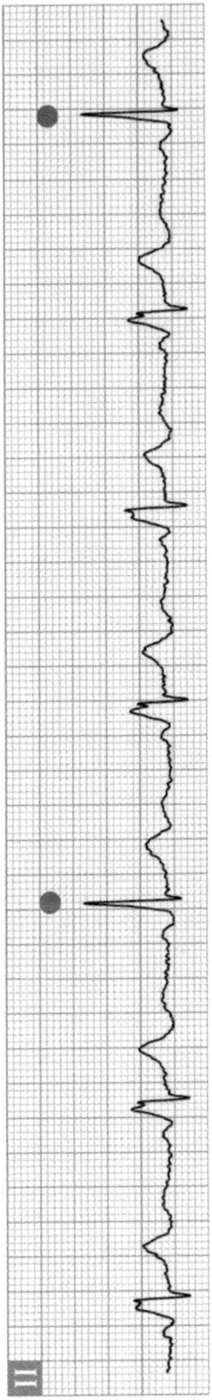

图14-9　心电图诊断：①窦性心律；②间歇性预激。橙色圆圈标示出经正道专导的两个窦性心搏，QRS波群恢复正常，PR间期>120ms。请读者比较其余未预激波形。窦性冲动全部经正道下传时，则心电图无预激图形

能，但由于某些因素影响并不显示出预激图形，心电图难以诊断。隐性预激形成的原因有：①旁道远离窦房结；②心房内传导延缓；③房室结加速传导；④旁道传导延缓；⑤以上组合。

隐匿性旁道是指旁道无前传功能，心电图不会出现预激图形，但旁道具有逆传功能，能参与房室折返性心动过速的发生。

14.3.4 间歇性预激

间歇性预激是指预激的心电图表现为间歇性存在和消失，PR间期间歇性缩短和正常（图14-9）。心电图上不出现预激，并不表示旁道不能前向传导，只是激动经正道和旁道的传导的时间关系发生改变。引起间歇性预激产生的因素有：①心率改变；②自主神经张力改变；③旁道的不应期较长；④旁道内发生隐匿性传导；⑤起搏点位置发生改变；⑥旁道发生阻滞。

间歇性预激也是复杂心律失常形成的一个原因（图14-10）。

14.4 LGL综合征

14.4.1 心电图诊断

■ PR间期＜120ms。

■ QRS波群起始部无预激波，形态正常（图14-11和图14-12）。

■ 临床有反复发生的心动过速。

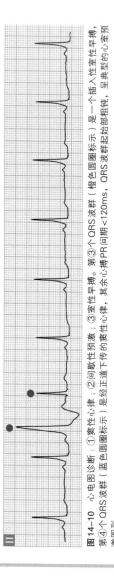

图14-10 心电图诊断：①窦性心律；②间歇性预激；③室性早搏。第3个QRS波群（橙色圆圈标示）是一个插入性室性早搏，第4个QRS波群（蓝色圆圈标示）是经正道下传的窦性心律，其余心搏PR间期＜120ms，QRS波群起始部粗钝，呈典型的心室预激图形

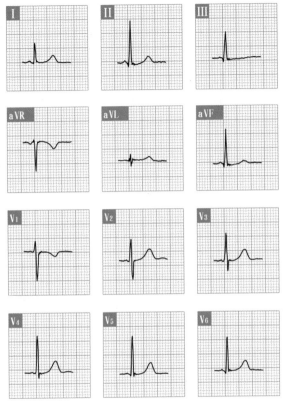

图14-11 心电图诊断：①窦性心律；②短PR间期

14.4.2 临床应用

PR间期＜120ms的心电图，要注意区分异位的心房节律、交界区节律和等律性房室脱节。异位的心房节律和交界区节律，往往在Ⅱ导联形成倒置的P波，aVR导联形成直立的P波。等律性房室脱节，心房和心室是分离的，延长心电图采集时间，可以看到P波和QRS波无关。

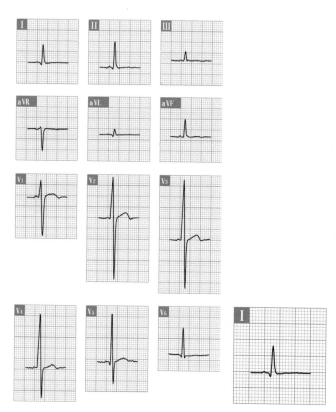

图14-12 心电图诊断：①窦性心律；②短PR间期；③T波改变。临床上所谓的LGL综合征，90%以上是由房室结加速传导引起的，心房搏动频率>200次/分时，仍能保持1∶1房室传导。如果患者合并房室结双路径，易于发生房室结折返性心动过速

宋宝明

第15章

室上性心动过速

15.1 窦性心动过速

15.1.1 心电图特征

■ 窦性节律，Ⅰ、Ⅱ、aVF、$V_4 \sim V_6$ 导联 P 波直立，aVR 导联倒置。

■ P 波频率 > 100 次 / 分，多在 100 ～ 160 次 / 分，个别可达 180 次 / 分（图 15-1）。

■ 常伴 ST-T 改变：ST 段压低，T 波低平，QT 间期缩短。

15.1.2 临床应用

窦性心动过速的重要鉴别诊断有阵发性室上性心动过速、房性心动过速，频率过快时还要与心房扑动鉴别（参见第 226 页）。

窦性心动过速最重要的特征是：P 波来自窦房结，心动过速发作形式呈逐渐发生，逐渐终止。

15.2 自律性房性心动过速

15.2.1 心电图特征

■ 三个或三个以上连续而频速的 P′ 波（房性 P 波），心房率 70 ～ 250 次 / 分。

■ P′ P′ 间期一般不均等。

■ P′ R 间期 > 120ms，有时 < 120ms。

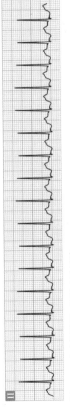

图 15-1 心电图诊断：窦性心动过速

■ QRS波群呈室上性，间期≤100ms。如果伴室内差异性传导，QRS波群呈右束支传导阻滞或左束支传导阻滞图形。

■ 发作形式一般逐渐发生，逐渐终止（图15-2、图15-3）。

15.2.2 临床应用

正常情况下，心房肌和心室肌并无自律性。疾病情况下，心房肌细胞可以获得病理性自律性，形成异常的电兴奋灶。当这个电兴奋灶以极高的频率发放冲动时，即形成异位的房性心动过速。自律性房性心动过速的P′波形态不同于窦性心律（如异位兴奋灶靠近窦房结，两者可能相似而难以区分），心动过速发作时频率逐渐增快（温醒现象），心动过速终止前频率逐渐减慢，类似于窦性心动过速，这是自律性心动过速的特征。

参照窦性心动过速的定义，把其他很多心动过速的下限频率都定义为100次/分。其实，不同部位的自律细胞，有其固有的起搏频率，只要自律性超过固有频率，不管达到100次/分与否，都可以称为该起搏点的心动过速（参见表10-1）。不过，心电图学上，往往把频率低于100次/分的异位自律性心动过速称为非阵发性心动过速。这个概念的应用有几个内容需要强调：①心动过速的发生机制是异位自律性增强，例如房性逸搏节律的频率一般为50～60次/分，当房性逸搏心律的频率增快至75次/分，可以称为非阵发性房性心动过速或加速性房性心动过速（图15-4）；②心动过速

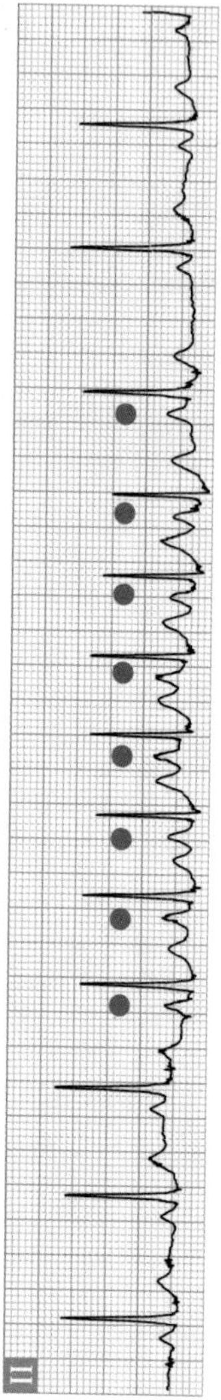

图15-2 心电图诊断：①窦性心律；②自律性房性心动过速。第5个P′波起所有橙色圆圈标示的P′，形态明显与基础窦性心律不同，这是来自心房内的异常电兴奋灶产生的房性异位P′波。房性心动过速相当于≥3个以上房性P′波连续出现

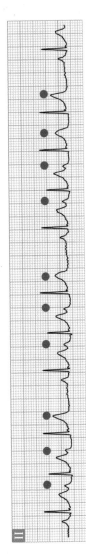

图15-3 心电图诊断：①窦性心律；②房性心动过速伴一度Ⅰ型房室传导阻滞。橙色圆圈标示的房性P'波明显与基础窦性P波不同，形态较为低矮，≥3个连续出现。注意这些短阵房性心动过速的P'波下传时，P'R间期逐渐延长，呈二度Ⅰ型房室传导阻滞。房性心动过速的频率才115次/分就出现二度Ⅰ型房室传导阻滞，说明房室结功能不佳。不过，更多情况下，房性心动过速伴发的房室传导阻滞是功能性的。房性心动过速时，P'波常常重叠在之前的T波上，导致T波形态多变

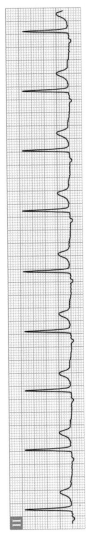

图15-4 非阵发性房性心动过速。注意，Ⅱ导联P'波倒置，但P'R间期>120ms，排除交界区节律，提示来自心房下部，频率67次/分，是一个典型的心房下部节律，但比心房肌细胞固有频率稍快，心电图可以诊断为非阵发性房性心动过速，或直接诊断为房性心律

的发生形式是非阵发的，非阵发性是指心动过速发作时频率逐渐增快，终止前逐渐减慢，相反，阵发性心动过速的发作形式是突发突止，心率陡然达到高峰，陡然恢复正常。

可以根据异位P′波的形态推测异位P′波的起源（表15-1）。

表15-1 推测异位房性P′波的起源部位

位置	特征
靠近窦房结	P′波形态与窦性P波类似
右心房上部	Ⅱ、Ⅲ、aVF导联P′波直立，Ⅰ、aVL导联直立
右心房下部	Ⅱ、Ⅲ、aVF导联P′波倒置，Ⅰ、aVL导联直立
左心房上部	Ⅱ、Ⅲ、aVF导联P′波直立，Ⅰ、aVL导联倒置
左心房下部	Ⅱ、Ⅲ、aVF导联P′波倒置，Ⅰ、aVL导联倒置

15.3 折返性房性心动过速

15.3.1 心电图特征

■ 三个或三个以上连续而频速的P′波（房性P波），心房率100～240次/分，通常在120～180次/分（图15-5）。

■ P′波形态与心动过速起源部位、心房内传导以及心房间传导有关。

■ 心动过速常由一个房性早搏引发，发作后常会出现长间歇。

■ 心动过速发作时可合并一度房室传导阻滞、二度房室传导阻滞（二度Ⅰ型或Ⅱ型，图15-6）。

■ QRS波群呈室上性，正常或伴束支传导阻滞图形（图15-7）。

■ 心动过速的频率通常规整。

■ 心动过速可突然终止，或逐渐终止（P′P′间期逐渐延长）或P′P′间期长短交替。

15.3.2 临床应用

根据心动过速的发生机制，房性心动过速可以分为自律性房性心动过速、房内折返性房性心动过速和触发性房性心动过速。心电图可以辨析一部分房性心动过速的机制，但另一部分则难以通过心电图了机制。

折返性房性心动过速的一个重要特点是：心动过速多呈阵发性发作，频率立即达到最大心率，无温醒现象。折返性房性心动过速通常由房性早搏诱发，而自律性房性心动过速无需早搏也能发生，可以长期持续性，例如临床常见的心房下部节律。

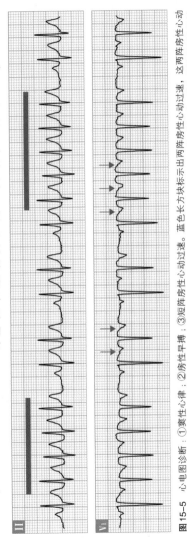

图15-5 心电图诊断：①窦性心律；②房性早搏；③短阵房性心动过速。蓝色长方标示出两阵房性心动过速，这两阵房性心动过速是由房性早搏引发的。在Ⅱ导联中，房性P'波叠置在之前的T波上，不易辨别；但在V₁导联，倒置的T波降支可见P'波切迹。橙色箭头标示出两个连续出现的房性早搏，但未能引发心动过速。与图15-2不同的是，本例房性心动过速发作时，P'P'间期和RR间期都是非常整齐的，频率153次/分

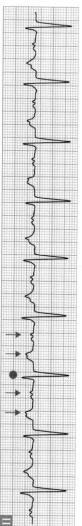

图 15-6 房性心动过速伴 3：1 房室传导。心电图清楚可见短 P' 间期和长 P' 间期（橙色箭头所示），其中长 P' 间期足短 P' 间期的 2 倍，提示中间还有一个 P' 波重叠隐藏于 QRS 波群中（橙色圆圈所示），所以真实的 P' 波频率 200 次 / 分。由于心房率太快，只有三分之一的 P' 波下传心室，心室率约为 67 次 / 分

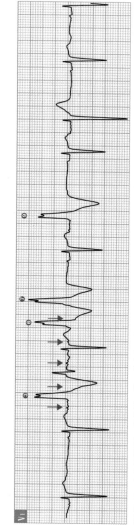

图 15-7 心电图诊断：①窦性心律；②房性早搏，部分呈差异性传导，部分呈室异性传导。第 ③、⑥、⑦和⑨ QRS 波群宽大畸形，R 波频率，其前多数可见明确的 P' 波，为房性冲动伴右束支传导差异性心动过速，考虑折返性房性心动过速箭头标示出多有 P' 波，有些重叠于之前的 T 波中，使不显或形成 T 波切迹。P' 间期较为规整；③短阵房性心动过速，部分呈差异性传导。第 ③、⑥、⑦和⑨ QRS 波群宽大畸形，R 波频率，其前多数可见明确的 P' 波，有些重叠于之前的 T 波之前的 T 波不显或形成 T 波切迹，考虑折返性房性心动过速

15.4 紊乱性房性心动过速

15.4.1 心电图特征

■ 心电图同一导联至少有三种不同形态、振幅的P′波，P′P′间期和P′R间期多变（图15-8）。

■ P′波频率＞100次／分，一般频率在140～250次／分。

■ P′波清晰可辨，P′波之间存在等电线。

■ QRS波群为室上性，正常或伴差异性传导；有时合并不同程度的房室传导阻滞。

15.4.2 临床应用

紊乱性房性心动过速的发生机制是心房内存在多个自律性增高的电兴奋灶，常看做心房颤动发生之前的前奏节律紊乱，多见于严重心肺疾病患者，预后不佳。

15.5 加速性交界性心动过速

15.5.1 心电图特征

■ 心室率在70～130次／分，多数在70～100次／分，节律与窦房结无关。

■ 发作是交界性异位节律点自律性增加所致。交界性激动控制心室，心房根据该节律点是否逆传心房而决定为窦性P波或逆行P波（图15-9）。

■ 当窦性心律与加速性交界性心动过速频率接近时，心室激动时而受窦房结控制，时而受交界区节律控制。

■ 可见房性融合波。

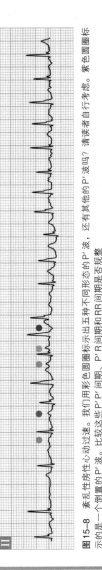

图15-8 紊乱性房性心动过速。我们用彩色圆圈标示出五种不同形态的P′波，还有其他的P′波吗？请读者自行参考。紫色圆圈标示的是一个倒置的P′波。比较这些P′P′间期、P′R间期和RR间期是否规整

■ QRS波群与窦性下传QRS波群一致，或略有差异。

15.5.2 临床应用

加速性交界性心动过速既往又称为非阵发性交界性心动过速，发生机制是交界区次级起搏点自律性增高。与前面介绍的交界性逸搏心律不同，加速性交界性心动过速是主动发生的，"主动"体现在以下几个方面：①心电图无长RR间期，排除"被动"发生的交界性逸搏；②交界性节律的频率快速，超过固有频率（40～60次／分），一般接近主导律频率，有时等于或超过主导律。

交界性心律可形成逆行P波，当逆行P波位于QRS波群之前时，需要与心房下部的房性节律鉴别（参见图15-4），此时PR间期＜120ms支持交界性节律，PR间期＞120ms支持房性节律。

加速性交界性心动过速可见于一些健康个体，也可以见于某些临床疾病，最常见的情况是急性心肌梗死、急性风湿性心肌炎和洋地黄中毒，治疗的重点是原发疾病，除非引起血流动力学不稳或相关临床症状，该心律失常一般无需处理。

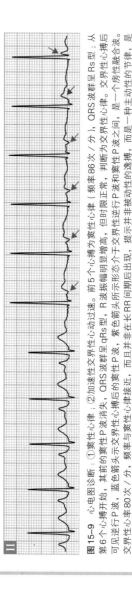

图15-9 心电图诊断：①窦性心律；②加速性交界性心动过速。前5个心搏为窦性心律（频率86次／分），QRS波群呈Rs型，从第6个心搏开始，其前的窦性P波消失，QRS波群呈qRs型，R波振幅明显增高，但时限正常，判断为交界性心律。交界性心搏后可见逆行P波，蓝色箭头示交界性心搏后的窦性P波，紫色箭头示形态介于交界性逆行P波和窦性P波之间，是一个房性融合波。交界性心率80次／分，频率与窦性心律接近，而且并非在长RR间期后出现，提示并非被动性的逸搏，而是一种主动性的节律，是交界区起搏点自律性增高所致

15.6 交界性心动过速

15.6.1 心电图特征

■ 交界性节律，频率＞60次／分，多数在100次／分左右。

■ 无窦性心律出现，心房和心室都由交界性节律控制（图15-10）。

■ 节律多数匀齐，少数节律点发放不规整或存在外出阻滞而导致节律不整齐。

15.6.2 临床应用

交界性心动过速的发生机制如同加速性交界性心动过速，是交界区次级起搏点的自律性增高。与加速性交界性心动过速的主要鉴别点是：交界性心动过速发生时，无窦性心律出现。图15-10的患者在长程心电图描记时，无其他节律出现，特别是窦性节律，始终维持交界性心动过速；相反，图15-9的患者在长程心电图描记时，反复出现窦性节律和加速性交界性心动过速的交替（图15-11），请读者认真体会这两种心律失常的特征。

一些患者交界性心动过速可以长期持续存在，形成主导节律。这种心律失常本身不需要处理，治疗的重点是原发疾病。不过这种心律失常并不多见。

15.7 慢－快型房室结折返性心动过速

15.7.1 心电图特征

■ 窄QRS波心动过速（伴差异性传导时，呈宽QRS波心动过速），突发突止（图15-12）。

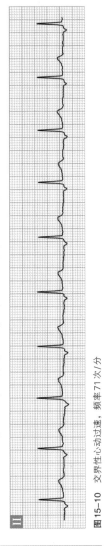

图15-10 交界性心动过速，频率71次／分

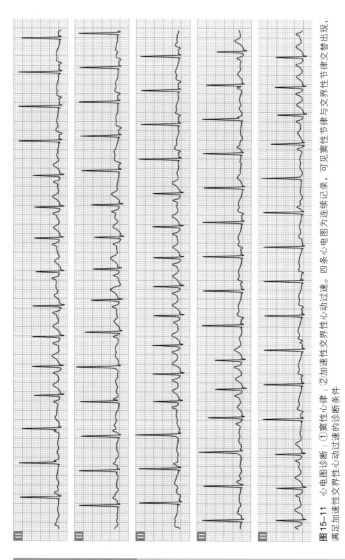

图15-11 心电图诊断：①窦性心律；②加速性交界性心动过速。四条心电图为连续记录，可见窦性节律与交界性节律交替出现，满足加速性交界性心动过速的诊断条件

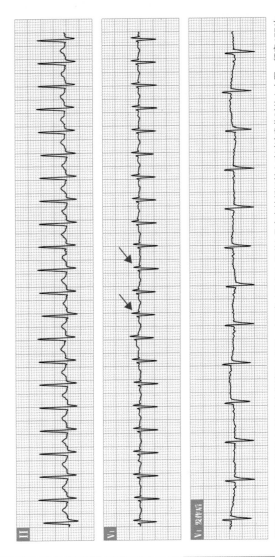

图15-12 房室结折返性心动过速发作前后心电图。上两条（Ⅱ和V₁导联）是房室结折返性心动过速发作时的心电图，频率177次/分，节律整齐，V₁导联QRS波群呈rSr′波。最下条为房室结折返性心动过速终止后的V₁导联，QRS波群呈rS型。请读者体会房室结折返性心动过速发作时V₁导联的假性r波，实际为逆行P波

■ P⁻波呈逆行性，P_{II}、$_{III}$、$_{aVF}$导联倒置，P_{aVR}导联直立；大部分病例心房心室同时激动，逆行P⁻波隐藏于QRS波群中不显（图15-12）。少数病例P⁻波紧跟QRS波群之后，RP′间期＜P⁻R间期。逆行P⁻波Ⅱ、Ⅲ、aVF导联形成假性s波，在V_1导联形成假性r′波（图15-13）。

■ QRS波群形态一般正常，频率在140～280次/分，大多数在160～180次/分。心室律规整（伴房室传导阻滞时，可不规整）。

■ 适时的房性早搏、交界性早搏、室性早搏、人工期前刺激等可诱发和终止心动过速。房性早搏引发者，通常可见早搏的PR间期延长。

15.7.2　发生机制

房室结折返性心动过速的发生机制是折返，折返部位在房室结，电生理学基质是房室结双路径（图15-14）。

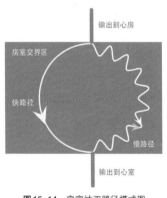

图15-14　房室结双路径模式图

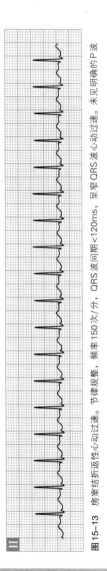

图15-13　房室结折返性心动过速。节律规整、频率150次/分，QRS波间期＜120ms，呈窄QRS波心动过速。未见明确的P波

折返形成的三个条件：折返环、单向阻滞和缓慢传导。部分个体存在房室结双路径现象，即心房输入的冲动可以同时经由快路径和慢路径下传心室，由于快路径下传速度快，优先激动心室，而慢路径上的冲动与快路径折返逆传的冲动相互碰撞而湮灭或下传心室过程时，恰遇快路径激动下游组织产生的不应期而湮灭。

快路径传导速度快，但不应期长，慢路径传导速度慢，但不应期短。当一个提前的房性早搏到来时，恰遇快路径在前次窦性心搏的不应期而受阻，而慢路径已过不应期窗口，房性早搏优先经慢路径下传。慢路径里面的缓慢传导时间，为快路径不应期的恢复提供了条件，当房性早搏经慢路径到达下部出口时，一方面下传心室，产生QRS波，另一方面经脱离不应期的快路径逆传。当逆传的房性早搏到达上端的共同入口时，可以再次进入慢路径，周而复始，一个电学循环在两条传导路径中产生。这个循环非常快速，当不断输出到心房和心室时，即产生心房和心室层面的心动过速。只不过心电图上，心房层面的心动过速标记——逆行P波隐藏于QRS波群中而不显。这种经慢路径前传、快路径逆传的房室结折返性心动速，即典型的慢-快型房室结折返性心动过速，由于快路径逆传，故RP⁻间期＜ P⁻R间期。图15-12和图15-13均为典型的房室结折返性心动过速。

心室不是折返环的必备通路，发生房室传导阻滞或心室漏搏时，心动过速仍可持续。

15.7.3 临床应用

房室结折返性心动过速是临床上常见的一种窄QRS波心动过速，主要的鉴别诊断有窦性心动过速、房性心动过速、心房扑动伴2：1房室传导和房室折返性心动过速。有时心动过速发作时，不易做出肯定的心电图诊断，比对发作前后的心电图，观察波形形态有时能够明确诊断。对于初学者，此类室上性心动过速辨别不清，可以笼统诊断为阵发性室上性心动过速。

15.8 快－慢型房室结折返性心动过速

15.8.1 心电图特征

■ 多见于青少年和儿童。

■ 房性早搏或窦性周期缩短可诱发，诱发时激动沿快路径前向传导，PR间期不延长；室性早搏诱发时因激动沿慢路径逆行传导至心房，出现明显延长的RP⁻间期（图15-15）。

■ 心动过速反复发作，持续时间较短，可自行终止，有时间隔几次窦性心搏后可再次发作。

■ 心动过速频率常在150～250次/分，除发生心室内差异性传导外，QRS波群形态基本正常。

■ 心动过速时，逆行P⁻波出现在QRS波群之前，RP⁻间期＞PP间期，P⁻波在I导联直立，II、III、aVF、V₅导联倒置，在V₁导联呈负正又相或倒置。

■ 因心室并非折返部位，发生文氏型或2∶1房室传导阻滞时不会终止心动过速。

15.8.2 发生机制

快－慢型房室结折返性心动过速的发生机制同样是房室交界区的双路径折返，只不过前传通过快路径，逆传通过慢路径。主要的鉴别心律失常是低位房性心动过速、交界性心动过速和旁道参与的房室折返性心动过速。

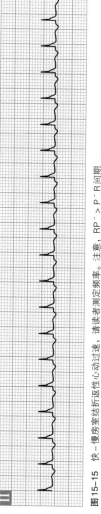

图15-15 快－慢型房室结折返性心动过速，请读者测定频率。注意，RP⁻＞P⁻R间期

15.9　慢－慢型房室结折返性心动过速

15.9.1　心电图特征

■ 房性早搏的P′R间期显著延长后诱发，因顺向传导和逆向传导分别发生在两条慢路径内，故RP⁻间期与P⁻R间期均较长，逆行P波再现在T波中，RP⁻间期常小于P⁻R间期，心动过速时频率较慢。

■ 此类心动过速在心电图上不易与后间隔房室慢旁路引起的频率较慢的房室折返性心动过速鉴别。

15.9.2　发生机制

慢-慢型房室结折返性心动过速的发生机制也是房室交界区的双路径折返，只不过前传和逆传都通过快路径进行。

15.10　顺向型房室折返性心动过速

15.10.1　发生机制

房室折返性心动过速的折返环由心房、房室结-希浦系统、心室和旁道组成（图15-16）。

房室折返性心动过速有两种形式：心房激动经正道下传后，激动心室产生窄QRS波群（除非合并室内传导阻滞），冲动然后经旁道逆传激动心房，周而复始，称为顺向型房室折返性心动过速（图15-17）。另一种类型的房室折返性心动过速是心房激动经旁道下传，激动心室产生宽QRS波群（预激图形），冲动然后经正道逆传激动心房，周而复始，称为逆向型房室折返性心动过速。所谓顺向和逆向是针对正道而言。

在预激一章中，我们介绍

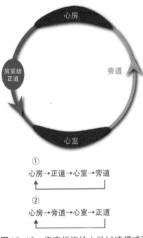

图15-16　房室折返性心动过速模式图

了预激的不同传导功能，很显然，对于显性和隐性旁道，能够发生上面两种类型的心动过速；但对于隐匿性旁道，因为旁道无前传功能，只能发生顺向型房室折返性心动过速，这是临床上常见的窄QRS波心动过速的原因之一。

15.10.2　心电图特征

■ 通常由房性早搏、室性早搏诱发或终止。

■ 心动过速呈突发突止模式。

■ QRS波群时限正常，频率150～250次/分。如果伴室内传导阻滞，将转变为宽QRS波心动过速，呈束支传导阻滞图形。

■ RP⁻间期固定，RP⁻<P⁻R间期，且RP⁻间期≥70ms。

■ 心动过速由房性早搏诱发者，房性早搏P′波形态不同于心动过速发作时逆行P⁻波形态（图15-17和图15-18）。

■ 窦性心律时，心电图可有显性预激图形，也可正常。

15.10.3　临床应用

窄QRS波心动过速，如果能在QRS波群后见到明显的逆行P波，且RP⁻间期≥70ms支持顺向型房室折返性心动过速。RP⁻间期的测定方法是从R波的起始测定到逆行P⁻波起始（请读者在图15-17和图15-18中测量）。

实际上，对于初学者，心电图笼统诊断为阵发性室上性心动过速即可。经验丰富后，可进行细分诊断。

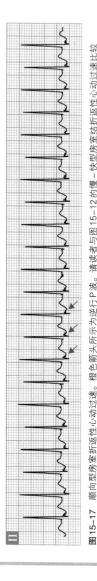

图15-17　顺向型房室折返性心动过速。橙色箭头所示为逆行P波。请读者与图15-12的慢－快型房室结折返性心动过速比较

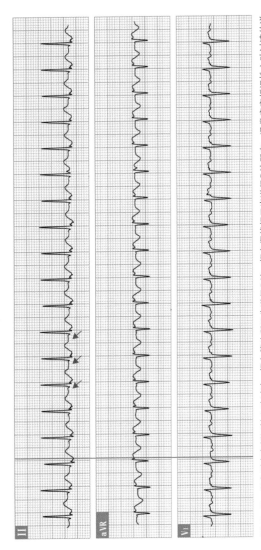

图 15-18 顺向型房室折返性心动过速。橙色箭头所示为逆行 P 波，橙色竖线标示出逆行 P 波所在。通常房室折返性心动过速的逆行 P 波清晰可见，远离 QRS 波群，而且是偏心性。所谓偏心性，是指 12 号联心电图上逆行 P 波出现的时间不同。心电图可以利用 RP⁻ 间期鉴别房室折返性心动过速和房室结折返性心动过速

15.11 逆向型房室折返性心动过速

15.11.1 发生机制

房室折返性心动过速的一种类型，心动过速通过旁道前传，正道逆传。由于心动过速经旁道前传，心室预激，QRS波时限增宽，呈宽QRS波心动过速形式（图15-19）。

15.11.2 心电图特征

■ 通常由房性早搏所诱发，在窦性心律时，心电图表现为显性的预激综合征。

■ 心动过速呈突发突止，QRS波群与窦性心律时形态一致，呈宽QRS波群心动过速，频率150～250次/分。

■ RP⁻间期>P⁻R间期。

■ 房性早搏、室性早搏可诱发或终止心动过速。

15.11.3 临床应用

逆向型房室折返性心动过速是临床宽QRS波心动过速的一种。如能对比心动过速发作前后的心电图，诊断一般不难。不过，有时心动过速发作时，医生不能获得患者之前的心电图的对比，涉及宽QRS波心动过速的鉴别（表15-2）。

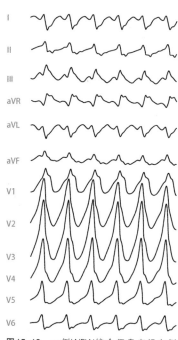

图15-19 一例WPW综合征患者经左侧旁道发生的逆向型房室折返性心动过速。Reprinted from British Medical Journal [L Eckardt, G Breithardt, P Kirchhof. Approach to wide complex tachycardias in patients without structural heart disease. Heart, 2006, 92(5): 704-711.] with permission from BMJ Publishing Group Ltd

表15-2 逆向型房室折返性心动过速和室性心动过速的鉴别诊断

位置	逆向型房室折返性心动过速	室性心动过速
窦性心律时	呈显性预激综合征表现	PR间期、QRS波群时限与形态正常
心动过速时室房逆传	室房1∶1逆传，一旦室房逆传阻滞，心动过速立即终止	可见多种形式：室房分离，逆传文氏或1∶1逆传
对房室结的依赖	依赖房室结	不依赖房室结
房室传导	经房室旁路1∶1下传	无或夺获

叶沈峰

第16章

扑动和颤动

16.1 心房扑动

16.1.1 发生机制

心房扑动的发生机制是折返，即心房内发生的大折返和/或微折返。根据临床、电生理和心电图特点，心房扑动分为典型和不典型两大类。

16.1.2 典型心房扑动的心电图特征

■ P波消失，代之以快速、连续、规则的心房扑动波（简称房扑波），某些导联等电线消失，尤其是Ⅱ、Ⅲ、aVF导联扑动波最为明显（图16-1）。

■ 房扑波的频率通常大于250次/分，一般在250～350次/分；伴不同的房室传导比例，常见为2∶1房室传导，心室率一般150次/分。所以，心室率为150次/分的室上性心动过速应首先考虑是否为心房扑动。

■ QRS波群通常正常，但可伴室内差异性传导。

16.1.3 临床应用

心房扑动波在Ⅱ、Ⅲ、aVF导联最为明显，根据房扑波在这些导联的形态，可以分为两种以下类型。

多见折返环呈逆钟向运行，从下至上激动房间隔时，Ⅱ、Ⅲ、aVF导联的房扑波呈负向，V_1导

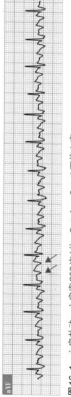

图16-1 心房扑动，心房率300次/分，3∶1～2∶1下传心室

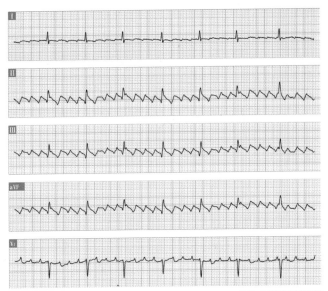

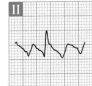

图16-2 在Ⅱ、Ⅲ、aVF导联中，可见典型的锯齿状倒置的心房扑动波，V_1导联直立。右下方可见清晰的房扑波。注意Ⅱ、Ⅲ、aVF导联无等电线，Ⅰ导联扑动波的振幅较低。有时Ⅰ、aVL导联的扑动波振幅极低，甚至出现等电线，但只有Ⅱ、Ⅲ、aVF导联出现典型的房扑波，仍应诊断心房扑动

联正向，频率一般在240 ~ 340次/分（图16-2）。

少见折返环呈顺钟向运行，从上至下激动房间隔时，Ⅱ、Ⅲ、aVF导联的房扑波呈正向，V_1导联负向，频率在340 ~ 430次/分（图16-3）。

16.1.4　2∶1下传的心房扑动

频率为300次/分的心房扑动，当2∶1下传心室时，心室率为150次/分，要与各种室上性心动过速鉴别，例如房性心动过速、房室结折返性心动过速和房室折返性心动过速。

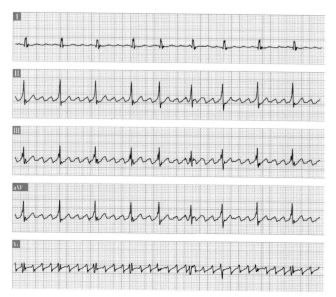

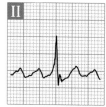

图16-3　在Ⅱ、Ⅲ、aVF导联中，房扑波直立，V₁导联双向。这种类型的房扑波较为圆顿，凸面向上。房扑波呈4∶1～3∶1下传心室。本例房扑波大部分呈4∶1下传，请读者查找3∶1下传处。比较图16-3和图16-2的局部示意图，观察两者的房扑波形态有何不同

　　图16-4A是一份窄QRS波心动过速心电图，心室率约167次／分，橙色箭头所示的①和③清晰可见两个心房除极波，仔细观察心房除极波正好位于两个QRS波群的正中，则还有一个心房除极波隐藏于QRS波群中，箭头所示②，该例心电图心房除极波的频率为334次／分，考虑心房扑动伴2∶1下传心室。这种分析心房除极波的方法，称为Bix法则。Harold Bix是奥地利维也纳著名的心脏病学专家，后移居美国。

图16-4B是一份较慢的心房扑动，请读者自行标记出全部的心房扑动波，然后在我们的官网查找答案。

除了心房扑动，Bix法则在房性心动过速的心电图诊断时，对于寻找P波也有帮助。

如同上一章我们介绍的，初学者可能很难鉴别这些室上性的类型，可以笼统诊断为室上性心动过速，待理论和经验丰富后，进行细分诊断。

16.1.5　不典型房扑

不典型的心房扑动的折返环没有固定位置，房扑波的形态和极性明显不一，房室传导比例多变，造成RR间期不等，容易误诊为心房颤动，但在胸导联，特别是V_1导联，可见规律的房扑波，类似P′波，可以正向或负向，甚至有等电位线（图16-5）。

16.1.6　临床应用

大部分心房扑动都可以通过心电图确诊。诊断心房扑动时，应观察12导联心电图心房除极波的情况，因为有时房扑波在某

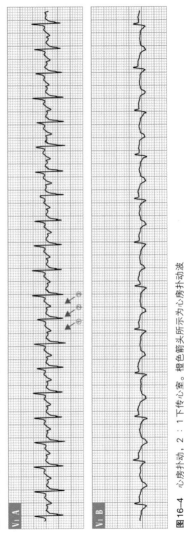

图16-4　心房扑动，2∶1下传心室。橙色箭头所示为心房扑动波

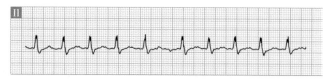

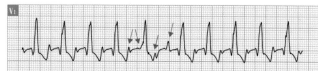

图16-5 Ⅱ导联很难见到明确的锯齿状房扑波，似无基线，但V₁导联清晰可见频率为250次/分的心房除极波，判断为心房扑动。本例可以采用Bix法则计算心率。橙色箭头所示为部分心房扑动波

个导联不甚明显，甚至成等电线。

16.2　心房颤动

16.2.1　发生机制

目前的电生理研究，心房颤动的发生机制既包括异位兴奋灶，又包括折返。异位兴奋灶（触发基质）发放的快速电冲动，引起心房肌解剖和电生理特性发生改变，有利于心房内出现多个微折返（维持基质），最终导致房颤的发生。

16.2.2　心电图特征

■ P波消失，代之以形态、间距及振幅不等的心房颤动波（简称房颤波），350～600次/分（图16-6～图16-7）。房颤波一般在V₁导联最为明显，其次为Ⅱ、Ⅲ和aVF导联。

■ 心室率绝对不齐。

■ QRS波群形态通常正常，当出现室内差异性传导或原先有束支传导阻滞时，QRS波群可增宽、形态异常（图16-8）。

16.2.3　2010年ESC心房颤动的分类

2010年欧洲心脏病协会（ESC）将心房颤动分为以下五类。

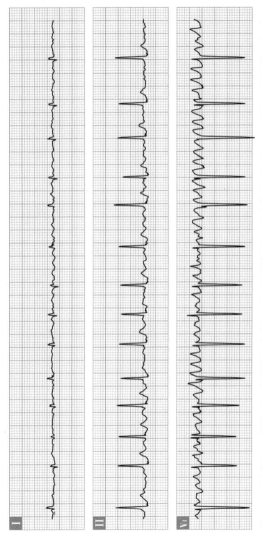

图 16-6　心房颤动。V₁导联可见明显的形态、振幅、频率不等的房颤波，心室率绝对不齐。绝对不齐是指 RR 间期间期不会重复某一模式。请读者比较上一节介绍的心房扑动，两者有何不同？心房颤动是临床上最常见的持续性快速性心律失常，希望读者能很好地掌握其心电图诊断

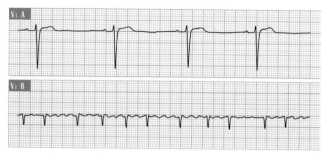

图16-7 窦性心律和心房颤动比较。图A为窦性心动过缓，图B为心房颤动，比较两者的心房除极波，并结合图16-6体会房颤波的特征

■ 首诊房颤：第一次被确诊为心房颤动，与心房颤动持续时间和相关症状无关。

■ 阵发性房颤：心房颤动持续时间＜7d（常＜48h），自行终止。

■ 持续性房颤：心房颤动持续时间＞7d，无法自行终止，但药物和电学治疗能转复心房颤动。

■ 长期持续性房颤：心房颤动持续时间≥1年，并决定进行节律转复治疗，此阶段多采用导管消融或外科消融治疗。

■ 永久性房颤：房颤长期存在，已被接受，不再考虑外科和导管消融治疗。

另有两个术语在临床很常见。

■ 无症状性房颤：房颤发生时无任何症状，仅在心电图检查或发生房颤并发症时才得以诊断。

■ 孤立性房颤：无心肺疾病且体检与超声心动图均正常者。

16.2.4 心房颤动合并三度房室传导阻滞

心房颤动时，心室率是绝对不齐的，当出现绝对匀齐的心室率时，要考虑以下几种情况：①恢复为窦性心律；②转为心房扑动或房性心动过速等节律规整的心律失常；③合并三度房室传导阻滞；④合并交界性心动过速；⑤合并室性心动过速等。

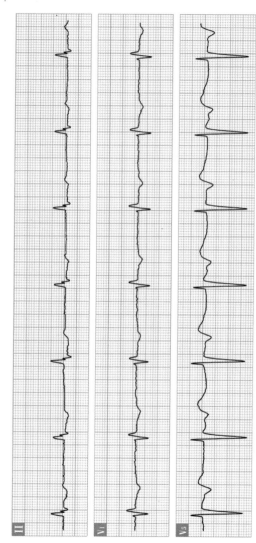

图 16-8 心电图诊断：①心房颤动；②三度房室传导阻滞；③室性逸搏心律；④ST-T改变；⑤QT间期延长。节选的三个导联末见明显P波，V₁导联可见细小心房颤动波。V₁导联QRS波群呈M型，酷似完全性右束支传导阻滞，时限约120ms，考虑室性逸搏起源于左心室。本例心电图要排除交界性逸搏和合并完全性右束支传导阻滞，但V₅导联心电图形不典型，故仍判断为室性逸搏心律

心房颤动合并三度房室传导阻滞的一个特点是：心室率缓慢（有作者认为≤50次/分）。交界性逸搏心律时为窄QRS波群，室性逸搏心律时为宽QRS波群（图16-8）。

16.2.5 细小的房颤波

心电图上，把V_1导联振幅＞1mm的房颤波，称为粗波型房颤（粗颤）；≤1mm的房颤波，称为细波型房颤（细颤）。图16-6的房颤波属于粗颤，图16-8的房颤波属于细颤。

临床上，有些房颤波即为细小，甚至心电图上呈等电线，给诊断带来困难。这种情况，要抓住心房颤动心电图诊断的心室标准：心室绝对不齐（图16-9）。

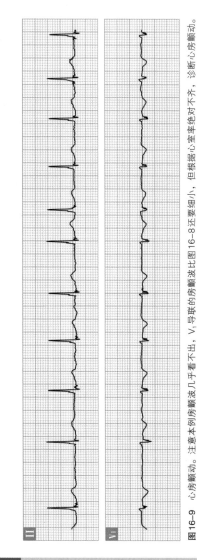

图16-9 心房颤动。注意本例房颤波几乎看不出，V_1导联的房颤波比图16-8还要细小，但根据心室率绝对不齐，诊断心房颤动。请读者测量RR间期，体会心房颤动诊断的心室标准

16.2.6　心房颤动伴长 RR 间期

　　有时，心房颤动会出现长 RR 间期。长 RR 间期定义为相邻两个 RR 间期 ≥1500ms（折换成心律 ≤40 次 / 分）。面对这种长 RR 间期，有以下两种情况。

　　在整体心率较快的情况下，偶尔出现长 RR 间期，导致长 RR 间期的原因可能是隐匿性传导和干扰。如图 16-10，虽然出现一次长 RR 间期（1940ms，折换心率 31 次 / 分），但其前以及其后出现短 RR 间期，长 RR 间期后橙色圆圈所标注的短 RR 间期，折换心率 97 次 / 分，既然 97 次 / 分心率都能下传，这次单个的长 RR 间期很难归结为传导系统器质性病变所致。像这种在整体心率较为快速的情况下，出现偶发的长 RR 间期或数个不规整的长 RR 间期，直接诊断为心房颤动伴长 RR 间期。

　　另一种情况是在整体心率较慢时出现长 RR 间期。当出现多个规整的长 RR 间期，或连续出现 ≥3 个长 RR 间期，要考虑心房颤动合并二度房室传导阻滞。因为此时的长 RR 间期可能是逸搏或逸搏心律（图 16-11）。心房颤动合并二度房室传导阻滞是一个有争议的议题，图 16-11 中，前四个心搏 RR 间期 1920ms，折换心律仅 33 次 / 分，律齐，要考虑缓慢的交界性逸搏心律（QRS 波间期正常，排除室性逸搏心律）。在心房颤动的背景下，前 4 个心搏出现如此缓慢、规整的 RR 间期，要考虑非房颤下传的心室波，而是逸搏；第 5 个 QRS 波群为房颤下传。总之，可靠诊断心房颤动合并二度房室传导阻滞的一

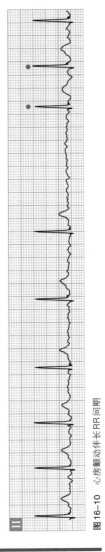

图 16-10　心房颤动伴长 RR 间期

个条件是整体心室率较慢。

16.2.7　差异性传导

心房颤动，如果平均心室率＞100次/分，称为心房颤动伴快速心室反应。房颤频率350～600次/分，由于房室结的闸门作用，只有部分能够下传心室，避免心室率过快。如果心房颤动时心室率过快，束支尚未度过不应期，则会引起束支传导阻滞图形，这种因心率过快引起的束支传导阻滞称为差异性传导。由于右束支不应期长于左束支，房颤时常见的差异性传导为右束支传导阻滞型。差异性传导会产生宽QRS波，甚至连续出现，形成宽QRS波心动过速。此外，心房颤动背景下出现的室性早搏或室性心动过速也会产生宽QRS波，这样就涉及两种宽QRS波群的鉴别（图16-12）。经典教科书中引用的一些鉴别指征见表16-1。

读者在学习并应用这些指标鉴别心房颤动伴差异性传导和室性早搏时，需要了解的一个原则是：即或是一个经验丰富的心电图阅读者，鉴别的准确度也难以达到100%，因为这些指标存在交叉之处。有时候会出现模棱两可的情况，诊断困难。

差异性传导既可以发生在心率较快时（3相差传），也能够发生在心率较慢时（4相差传）。4相差异性传导左束支传导阻滞图形多见。

差异性传导不仅见于心房颤动，也见于其他室上性节律，例如前面介绍的房性早搏伴差异性传导、房性心动过速伴差异性传导等（图9-7）。在这些情况下，如能肯定宽

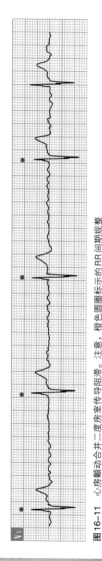

图16-11　心房颤动合并二度至三度房室传导阻滞。注意，橙色圆圈标示的RR间期规整

QRS波群前有相关的心房除极波，支持差异性传导的诊断。

表16-1　心房颤动合并差异性传导与合并室性早搏的鉴别诊断

心电图特征	心房颤动合并差异性传导	心房颤动合并室性早搏
心室频率	较快	较慢
宽QRS波群的偶联间期	不固定	固定（多源性室早除外）
宽QRS波群出现在长-短周期之后	常见	少见
宽QRS波形态	不一致	较一致
宽QRS波群起始向量	与基础心搏一致	与基础心搏不一致
V_1导联宽QRS波群形态	多呈三相波	多呈单向或双向波
类代偿间期	无	有
连续出现≥2次畸形程度不同的QRS波群	多见	少见

16.2.8　阵发性心房颤动

阵发性心房颤动在临床上并不少见。此类患者的心电图往往较为复杂，因为常常合并其他心律失常，例如阵发性室上性心动过速、阵发性心房扑动、缓慢性窦性心律失常（窦房传导阻滞、窦性心动过缓、窦性停搏等）、房室传导阻滞等（图16-13）。采集心电图时，可适当延长记录时间，当然，进行动态心电图监测，全面评估房颤负荷是适当的。随着房颤消融的普及，部分消融术后的患者进行房颤复发的评估也涉及阵发性心房颤动的检出，特别是相当一部分患者在心房颤动发作时并无症状。

16.2.9　心房颤动合并预激综合征

心电图特征

■ 窦性心律时，有预激图形。

■ 各导联P波消失，有时能在V_1导联看到心房颤动波。

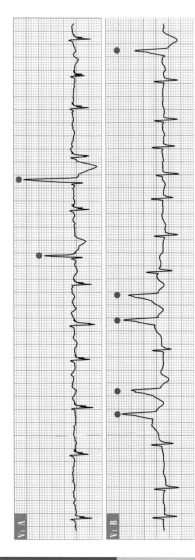

图16-12 基本节律为心房颤动，但两个心电图条图间或出现宽QRS波群，图A中橙色圆圈所示的宽QRS波群为三相波，呈rsR′型（M型），典型的右束支传导阻滞图形，仅此一条即可判断为心房颤动合并蓝色圆圈标示、部分成对、有固定的偶联间期，宽QRS波群呈有顿挫的单向波，成对时，形态略有不同，部分不符合的情况，V₁导联QRS波群形态是非常重要的判断条件，应以此为基础进行。例如图A中，两个差异性传导与之前的QRS波群的距离较为一致，但根据典型的波形仍能诊断为差异传导，类代偿间期这个指标时常让人困惑，例如A条和B条中，宽QRS波群与其后的QRS波群（RR间期）时长也短，不好判断，但两例均可以基于宽QRS波群在V₁导联典型的形态肯定判断

所示的宽QRS波群为差异性传导。B条中的宽QRS波群用蓝色圆圈标示为室性早搏。心房颤动时鉴别差异性传导和室性早搏时，常常遇到一些指标部分符合、V₁导联QRS波群的波形为差异性传导。

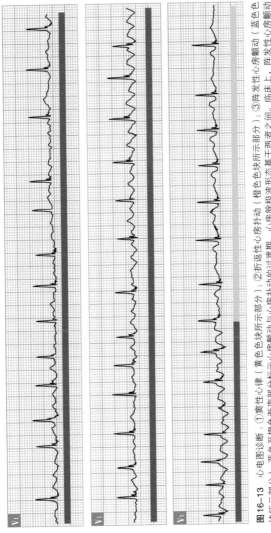

图16-13 心电图诊断：①窦性心律（黄色色块所示部分）；②折返性心房扑动（橙色色块所示部分）；③阵发性心房颤动（蓝色色块所示部分）。蓝色至橙色渐变部分标示心房颤动与心房扑动的过渡期，心房除极形态居于两者之间。临床上，阵发性心房颤动进行加长的心电图观察、采集是有必要的

■ QRS波宽大畸形，形态多变，心室率越快，畸形程度越明显，畸形程度较低时，可见预激波（图16-14）。

■ 心室率快速，绝对不齐，常超过200次/分。最短RR间期可粗略当作旁道不应期，<250ms有发生心室颤动和猝死的风险。

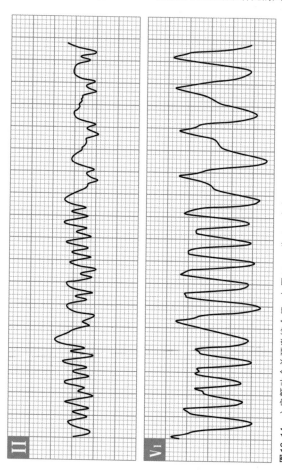

图16-14 心房颤动合并预激综合征。与图15-19为同一患者。Reprinted from British Medical Journal [L Eckardt, G Breithardt, P Kirchhof. Approach to wide complex tachycardias in patients without structural heart disease.Heart, 2006, 92(5): 704 – 711.] with permission from BMJ Publishing Group Ltd

心房颤动合并预激是一种临床急诊心律失常，涉及宽 QRS 波心动过速的鉴别。简单而言，心室率绝对不齐且形态多变的宽 QRS 波心动过速，首先要考虑心房颤动合并预激的可能。

16.2.10 局部较为规整的房颤波

有时候，部分房颤波可以相对规则，但整体而言，心房除极波还是具有多变的特性，仍应诊断为心房颤动（图16-15）。

既往认为的不纯性房扑，实际是一个心房发生心房扑动，然后以不规则的频率；或一个心房发生扑动，另一个心房发生颤动。无论心房除极波如何变化，心房颤动的心室率绝对不齐也是诊断的关键。

16.3 心室扑动

16.3.1 发生机制
心室内的快速折返。

16.3.2 心电图特征
■ 出现类似正弦波形的心室波——振幅相等，节律匀齐，等电线消失，无法区分 QRS 波群、ST 段和 T 波（图16-16）。

■ 频率150～200次/分。

■ 一般短暂出现，很快蜕变为心室颤动。

16.3.3 临床应用
致命性室性心律失常，首先治疗非同步直流电复律。每延迟复律1分钟，复苏

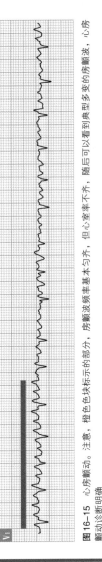

图16-15 心房颤动。注意，橙色色块标示的部分，房颤波频率基本匀齐，但心室率不齐，随后可以看到典型多变的房颤波，心房颤动诊断明确

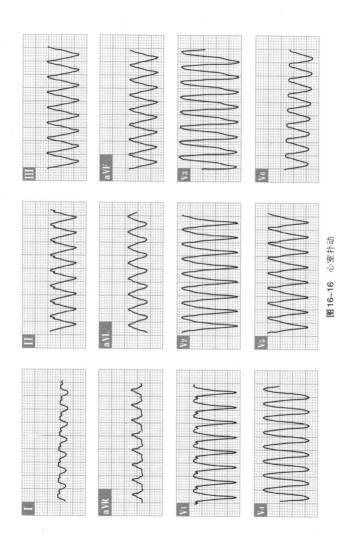

图 16-16 心室扑动

生存率下降7% ～ 10%。

16.4 心室颤动

16.4.1 发生机制
局部兴奋触发，折返机制维持。

16.4.2 心电图特征
■ QRS波群和T波均消失，出现一系列大小、形态、频率极不相等的杂乱波形（图16-17）。

■ 频率250 ～ 500次/分。

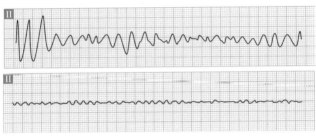

图16-17 心室颤动

16.4.3 临床应用
致命性室性心律失常，首先采用非同步直流电复律治疗。

16.5 临终心电图

16.5.1 电-机械分离
电-机械分离表现为极为缓慢的宽大畸形QRS波群，酷似室性逸搏心律，频率一般小于30次/分，无心室收缩，患者无大动脉搏动，听诊无心音，血压0/0mmHg（图16-18）。

电-机械分离要和缓慢的室性逸搏心律鉴别，后者是有心室搏动和心室输出量的。

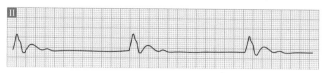

图16-18　电-机械分离

16.5.2　全心停搏

全心停搏的心电图特点是P-QRS-T波全部消失，心电图呈等电线（图16-19）。

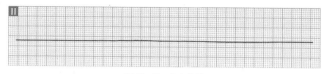

图16-19　全心停搏

陈剑飞

第17章

室性心动过速

17.1 定义

17.1.1 宽QRS波心动过速的定义

QRS波间期＞120ms的心动过速称为宽QRS波心动过速（图17-1）。宽QSR波心动过速最多见的类型是室性心动过速（简称室速），其次为室上性心动过速（简称室上速）伴束支传导阻滞、逆向型房室折返性心动过速、起搏器介导的心动过速、电解质紊乱或药物导致的宽QSR波等。

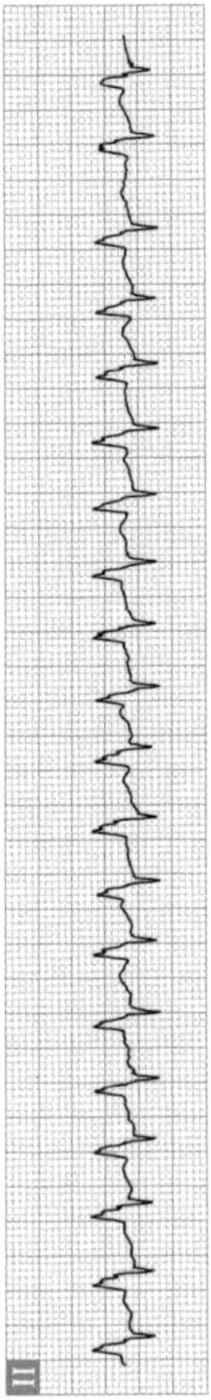

17.1.2 室性心动过速的定义

起源于希氏束及其下方的心动过速，即室性心动过速。

17.2 宽QRS波心动过速鉴别流程

17.2.1 Wellens方案（1978年）

支持室性心动过速

① 心动过速时出现房室分离。

在心电图上努力寻找P波，以发现心动过速时P与QRS波群的关系（图17-2）。此外，听诊时如闻及大炮音或第一心音强弱不等，在排除房颤后，支持房室分离。

② 宽QRS波心动过速时出现心室夺获或融合波（图17-3），或两者都有，有助于室性心动

图17-1　宽QRS波心动过速

过速的诊断，但发生率较低（5%）。

③ QRS波的节律通常是规则的（主要针对房颤背景下发生的宽QRS波心动过速）。

④ 如果基础心电图没有束支传导阻滞，近期未使用引起QRS波群明显延长的药物，QRS波群时限大于140ms高度提示为室速。

⑤ 额面心电轴左偏。

⑥ 宽QRS波心动过速时，如常规12导联心电图QRS波群呈类右束支传导阻滞型模式，V_1导联的QRS波群呈单相或双相波（qR、QR、RS）高度提示为室速，尤其是当V_1导联的R波宽大且顶峰有明显切迹时（兔耳形，R波振幅>R'波振幅）仅见于室速。

⑦ V_6导联的R/S<1，且心电轴左偏，也提示室速。

⑧ 宽QRS波心动过速时，如常规12导联心电图QRS波群呈类左束支传导阻滞模式时，如V_6导联为QR或QS型，支持室速。

⑨ 宽QRS波心动过速时，V_1～V_6导联的全部QRS波群向上或向下的，高度提示为室速。

支持室上速伴差异性传导

① 宽QRS波心动过速呈典型右束支传导阻滞图形而频率快于170次/分。

② 心电轴正常有利于室上速诊断；电轴右偏对诊断帮助不大。

③ V_1导联呈三相波（rsR'或M型）；或V_1导联呈三相波，且Ⅰ、V_6导

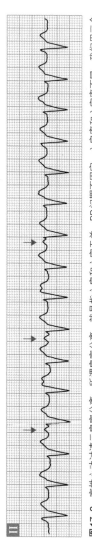

图17-2 室性心动过速示房室分离。所谓房室分离，就是指心房和心室无关，PR间期不固定，心房率和心室率不同。我们用三个橙色的箭头标示出明显的三个窦性P波，请读者标示出全部的窦性P波。想一想，您会采用哪种巧妙的方法寻找窦性P波？答案请在我们信网查询

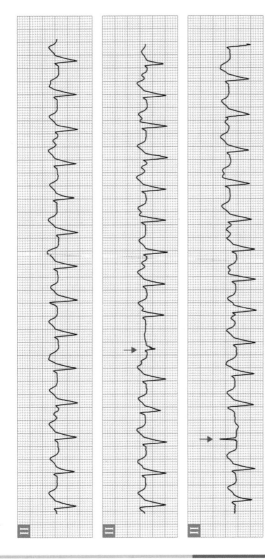

图 17-3 室性心动过速。连续记录的两条心电图，和图 17-2 为同一患者。可见明显的房室分离。大部分 QRS 波群间期 140ms，形态为 rS 形，但意外的有两个波群：下条蓝色箭头所示 QRS 波群意外变窄，形态为 R 型，这是一个窦性心律夺获除极心室所致，是正常的室上性心搏；上条橙色箭头所示 QRS 波群呈 rs 型，形态介于 rS 型室性心搏和 R 型窦性心搏两者"融合"的结果，是窦性冲动和室性冲动分别激动心室的一部分所致。心室夺获和心室融合波的出现，高度提示室性心动过速

联有初始的q波（室间隔初始向量），支持室上速伴差异性传导。如 V_1 导联呈三相波，但电轴左偏和 V_6 导联R/S＜1，支持室速诊断。

17.2.2 Brugada方案（1991年）

1991年西班牙心脏病学专家Brugada提出的宽QRS波心动过速的室性心动过速方案，见图17-4。

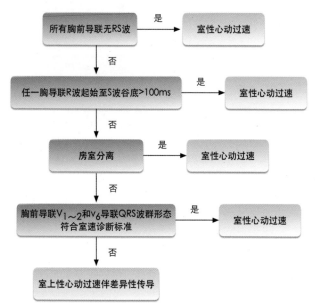

图17-4 室性心动过速的Brugada鉴别流程

17.2.3 Vereckel方案（2009年）

2009年匈牙利心脏病学专家Vereckel提出了利用aVR单导联诊断室性心动过速的流程（图17-5）。该流程设计独特，具有理念上的创新。例如房室分离诊断室性心动过速的特异度达100%，被很多鉴别流程采用，但新流程中省去了房室分离。

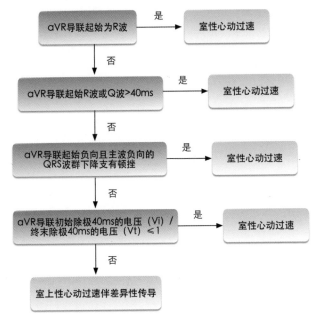

图17-5 室性心动过速的aVR单导联鉴别流程

■ 临床应用

其实，作为一名经验丰富的心电图阅读者，能够很快地利用诸多心电图指标进行鉴别诊断，例如发现房室分离后诊断室性心动过速。不过，对于初学者，要短时间综合应用这些心电图指标肯定不现实，了解这些简洁的室速鉴别流程不啻为一个折中的方法。通过熟记、应用这些流程，揣摩每一份宽QRS波心动过速心电图的特点，不断总结经验和教训，日积月累，迟早会熟练灵活地应用判定标准。

不过，读者需要了解的是，无论哪种室速鉴别流程，准确度都不能达到100%，都存在一定的误判率。遇到难以肯定的病例，不要过于牵强。

17.3 室性心动过速的分类

从不同的角度，室性心动过速有不同的分类，迄今为止尚无一种分类能很好地包括心电图特征、电生理机制和临床。

■ 按持续时间分类

① 非持续性室速：每次发作在30秒终止者。

② 持续性室速：每次发作持续≥30秒；或虽然未达30秒，但伴有明显血流动力学障碍，需立即电复律者。

③ 无休止性室速：室速不间断发作，其间可有窦性心律，但大部分为室速。

■ 按室速发作时QRS波群形态特征分类

① 单形性室速：室速发作时QRS波群形态一致或基本一致（图17-6）。

② 多形性室速：室速发作时，QRS波群呈多种形态（图17-7）。

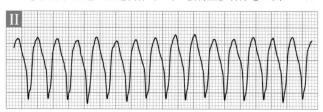

图17-6　单形性室速

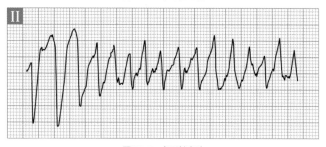

图17-7　多形性室速

③ 双向性室速：室速发作时，QRS波群和方向呈两种形态交替出现，肢体导联QRS波群主波方向正负交替，或胸前导联呈类左束支传导阻滞和类右束支传导阻滞图形交替，或电压交替（图17-8）。

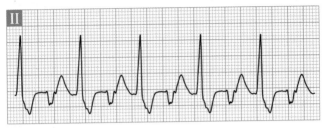

图17-8 双向型室速

有时单形性室速可以蜕变为多形性室速，多形性室速进而蜕变为心室颤动。

■ 根据患者有无器质性心脏病分类

① 病理性室速：患者有器质性心脏病，室速发作与基础心脏病有关。

② 特发性室速：患者无器质性心脏病，或虽然有器质性心脏病，但室速的发作与之无关。

■ 根据室速发生机制分类

① 折返性室速。

② 触发性室速。

③ 自律性室速。

■ 根据临床预后分类

① 良性室速：非持续性室速，单形性室速，特发性室速，无器质性心脏病，室速发作时无血流动力学改变。

② 潜在恶性室速：非持续性室速反复发作，室速发作持续时间＜15s，单形或多形性室速，无血流动力学改变，多有器质性心脏病。

③ 恶性室速：持续性室速，频率快速（＞230次/分），有严重器质性心脏（射血分数＜30%），例如多形性室速、束支折返性室

速、尖端扭转型室速等。

　　■ 根据室速的心电图特点、心脏电生理特点和临床特点分类

　　① 儿茶酚胺敏感性室速。

　　② 束支折返性室速。

　　③ 尖端扭转型室速。

　　④ 右心室发育不良性室速。

　　⑤ 并行心律性室速。

　　⑥ 双向性室速。

　　⑦ 反复性单形性室速。

　　⑧ 复发性持续性单形性室速。

　　室速心电图的分析一定要结合临床，对患者的安全性进行评估。每一位室速患者都进行电复律肯定是不正确的，但忽视高危猝死患者也是错误的。图17-9的三角关系很好地说明了这一点：患者临床决定了心脏电生理的特性，反过来异常的电生理会导致临床情况恶化；临床特征和电生理异常的结果部分可以通过心电图表现出现，利用心电图特征可以推测患者室速发生的可能电生理机制以及临床情况，例如心电图发现尖端扭转性室速，要考虑患者临床有无引起QT间期延长的情况。

　　可能读者看到上面介绍的一大堆室速会感到"头昏"，没有关系。本书主要是告诉读者一些简明扼要的基本概念，让读者为日后的深入学习有一个入门级的准备。我们并不打算逐一介绍上面列举的全部室速，因为有些室速的资料我们还不完备，下面主要介绍我们在临床上遇到的一些室速病例。

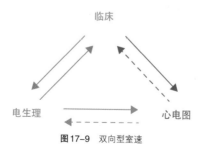

图17-9　双向型室速

17.4 尖端扭转型室速

17.4.1 心电图特征

■ 窦性心搏的QT间期延长，T波和/或U波明显宽大。

■ 常由R-on-T型室性早搏诱发。

■ 心动过速时，QRS波频率通常在160～280次/分，QRS波群的极性和振幅每隔5～10个心搏围绕等电线上下扭转一次。如果是12导联同步采集，则一些导联扭转明显，另一些导联扭转不明显，甚至无扭转现象（图17-10）。

■ 可蜕变为心室颤动。

17.4.2 临床应用

尖端扭转型室速是多形性室速的一个特例。发生于长QT间期背景下的多形性室速，称为尖端扭转型室速，否则只能称为多形性室速。如图17-10，第一个窦性心搏的QT间期长达840ms，第二个窦性心搏后出现的室性早搏在如此长的QT间期中形成R-on-T型室早，随后引发尖端扭转型室速（蓝色色块标示的心搏尖端向上，橙色色块标示的心搏尖端向下）。

急救首选硫酸镁。积极消除引起QT间期延长的因素。

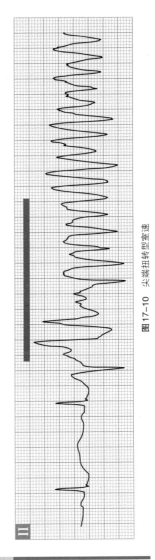

图17-10 尖端扭转型室速

17.5 分支型室速

17.5.1 心电图特征

■ QRS波群时限≤120ms，心动过速发作时类似右束支传导阻滞合并左前分支传导阻滞图形（心动过速起源于左后分支区域）或右束支合并左后分支传导阻滞图形（心动过速起源于左前分支区域），电轴相应左偏或右偏（图17-11）。

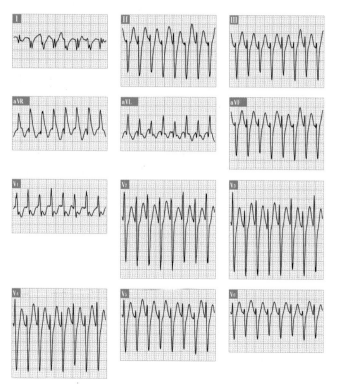

图17-11 分支型室速（心动过速发作时）

- 大多发生房室分离，有时可见室房1∶1传导。
- 可见心室夺获和融合波。

17.5.2　临床应用

图17-12是患者室性心动过速发作以后窦性心律时的心电图。请读者体会两者QRS波群的异同。

分支型室速是一种特发性室速，与器质性心脏病无关。分支型室速的一个重要特点是心动过速的QRS波可以不宽，极易误诊为室上性心动过速（伴或不伴差异性传导）。不过，心电图若能见到房室分离、心室夺获和室性融合波，将支持室速的诊断。不过，有一个捷径是：心动过速呈右束支传导阻滞合并电轴显著左偏，酷似右束支传导阻滞合并左前分支传导阻滞时，首先要排除分支型室速。

明确诊断后药物治疗首选维拉帕米，射频消融可以根治。

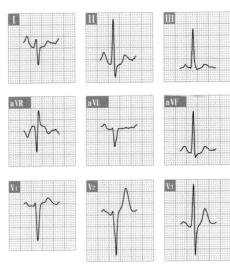

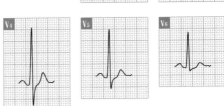

图17-12　图17-11患者心动过速发作后，窦性心律时QRS波群形态

17.6　起源于右心室流出道室速

17.6.1　心电图特征

■ 平素心电图正常，或出现与室速形态相同的室早。

■ 心动过速发作时呈宽QRS波心动过速，QRS波群时限多在140 ～ 160ms，频率多在150 ～ 260次／分。Ⅰ导联波群较小，aVL导联总为负向波，Ⅱ、Ⅲ、aVF导联呈正向高大R波（图17-13）。

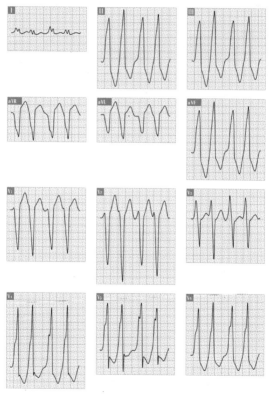

图17-13　特发性右心室流出道室速，室速频率略有不齐

■ 额面电轴右偏或正常。

■ V_1导联QRS波群呈rS型或QS型，胸前导联$V_1 \sim V_6$导联R波逐渐增大，多在$V_3 \sim V_5$导联R/S＞1。

■ 可见心室夺获和融合波。

17.6.2　临床应用

图17-14是患者室性心动过速发作以后窦性心律时的心电图。请读者体会两者QRS波群的异同。

特发性右心室流出道室速的快速诊断是心电图V_1导联呈类左束支传导阻滞图形，Ⅱ、Ⅲ和aVF导联导联呈高大直立的R波。

这里讲解一个概念。来源于右心室的室速，先激动右心室，然后穿间隔激动左心室，类似左束支传导阻滞时的激动模式，但并非真性的左束支传导阻滞图形，因为左束支传导阻滞时，右心室的激动来自右束支，而右心室室速的激动来自右心室，两者的激

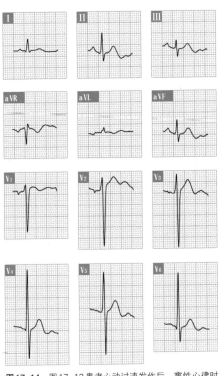

图17-14　图17-13患者心动过速发作后，窦性心律时QRS波群形态

动顺序和模式是不同的，同理对于左心室起源的室速，只能说V_1导联呈类右束支传导阻滞图形，而不是真性的右束支传导阻滞。读者可以比较类束支传导阻滞和典型束支传导阻滞的图形有何不同，这也是室速和室上速伴差异性传导鉴别的重要指标。感兴趣的读者请参阅心电图专著，这里不再详述。

17.7 特发性左心室流出道室速

17.7.1 心电图特征

■ 平素心电图正常，或出现与室速形态相同的室早。

■ 心动过速发作时呈宽QRS波心动过速，QRS波群时限多在140～160ms；Ⅰ导联波群较小，呈qs、rs、rS等形态，aVL导联总为负向波，Ⅱ、Ⅲ、aVF导联呈正向高大R波。

■ V_1导联呈R、Rs、qRs形态，类完全性右束支传导阻滞图形，或呈类左束支传导阻滞图形，V_1导联呈rS型或R/S型，但R/S<1（图17-16）。

17.7.2 临床应用

特发性室速有两种常见的发作形式：①阵发性持续性单形性室速：每次室速发作持续时间>30s；②非持续性反复性单形性室速：在非持续性短阵室速中夹杂数个窦性搏动或其他室上性心搏，但心室搏动以室性心搏为主（图17-15）。

室速在Ⅱ、Ⅲ、aVF导联呈高大直立的R波，判断为起源于流出道。何为流出道，简单而言，肺动脉和主动脉所在间隔部。然

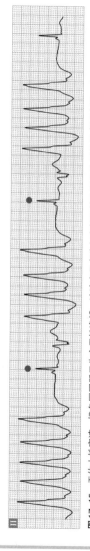

图17-15 无休止性室速。橙色圆圈所示为交界性逸搏。请读者思考为何室性早搏和室速的QRS波群形态不一致

后根据 V_1 导联 QRS 波群形态判断室速起源于左心室或右心室。

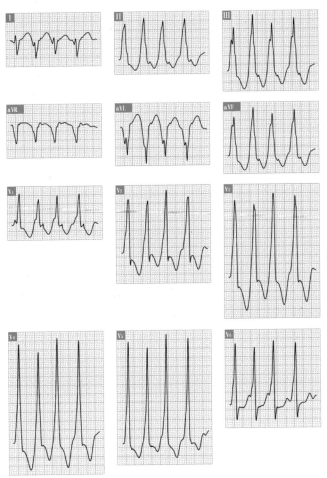

图 17-16　特发性左心室流出道室速

17.8　胸前导联 QRS 波群的同向性

　　宽 QRS 波心动过速时，胸前导联 QSR 波群一致向上或一致向下，高度提示室性心动过速（图 17-17）。

　　据报道，室速的 QRS 波群同向下或同向上各占 50%。

　　请读者在阅读这些室速心电图的时候，联系本章前面介绍的室速诊断流程，并逐一加以验证，体会这些流程的实用性。

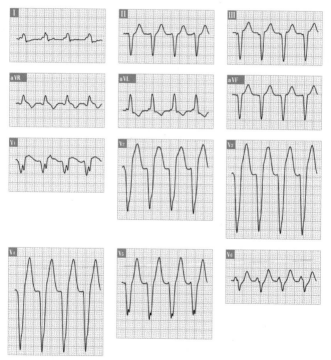

图 17-17　室性心动过速。注意胸前导联 QRS 主波全部向下

17.9　病理性室性心动过速

前面我们介绍了临床常见的一些特发性室速，下面介绍器质性室速。冠心病（特别是急性心肌梗死患者）、扩张型心肌病、心力衰竭患者等都是病理性室性心动过速的高危人群。室性心动过速虽然属于临床急诊心律失常，但患者预后最重要的决定因素是射血分数，即心功能状态。这些患者发生宽QRS波心动过速，如果医生不能进行细分鉴别诊断，可优先考虑诊断室性心动过速，因为其占宽QRS波心动过速的70%～80%（图17-18）。

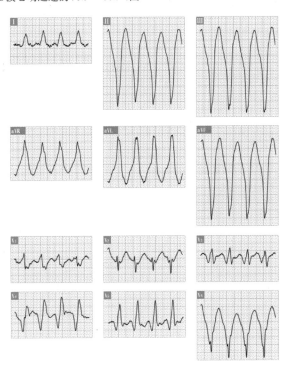

图17-18　一例冠心病患者发生的室性心动过速，其有心肌梗死病史

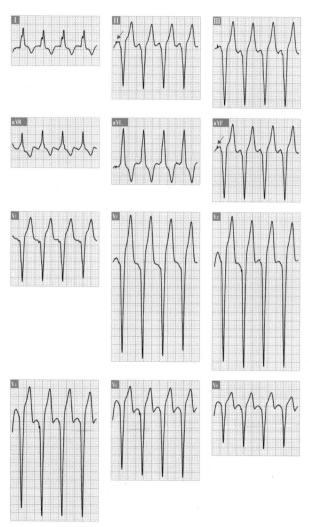

图17-19 起搏器介导的心动过速。注意橙色箭头所示为起搏器脉冲信号

17.10　起搏器介导的心动过速

起搏器介导的心动过速严格意义上来说，也是室性的，但其发生机制、治疗和预后与器质性室速迥然不同。一位起搏器植入的患者出现宽QSR波心动过速，如能发现宽QRS波群前有相关的起搏器脉冲信号，要考虑起搏器介导的心动过速可能（图17-19）。这种心动过速药物治疗无效，及时中止起搏器的功能是治疗的关键，例如放置一块磁铁。当前，起搏器通过设置，起搏器介导的心动过速发病率显著下降。

17.11　加速的室性自主心律

17.11.1　心电图特征

■ QRS波宽大畸形，时限≥120ms，其前无相关P波。
■ 心室率60～130次/分。
■ 一般持续时间短暂。
■ 当频率接近窦性频率时，容易发生房室脱节、心室夺获或室性融合波（图17-20）。

17.11.2　发生机制

加速性室性自主心律的发生机制是自律性增高。与室性逸搏心律的鉴别是，主导节律的频率并未降低或明显降低。当室性异位节律点自律性增高，超过主导节律，周围无传出阻滞时，即可出现加速性室性自主心律。与室性逸搏心律的相同点是，加速性室性自主节律的发作形式也是逐渐发生的，无突发突止形式。

由于加速性室速自主心律的频率往往接近或等于主导窦性节律，常常两种心律交替出现，相互竞争，形成干扰、脱节或融合波。

17.11.3　临床应用

加速性室性自主心律本身无需治疗，但部分可蜕变为单形性持续性室速。

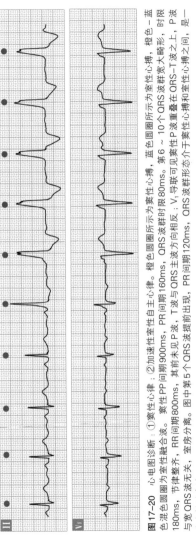

图17-20 心电图诊断：①窦性心律；②加速性室性自主心律。橙色圆圈所示为室性心搏，蓝色圆圈所示为室性心搏，橙色-蓝色混色圆圈为室性融合波。窦性PP间期900ms，PR间期160ms，QRS波群时限80ms。第6～10个QRS波群宽大畸形，时限180ms，其前未见P波，T波与QRS主波方向相反；V₁导联可见窦性P波重叠在QRS-T波之上，P波与宽QRS波无关，室房分离。图中第5个QRS波提前出现，PR间期120ms，QRS波形态介于窦性心搏和室性心搏之间，是一个室性融合波

赵 刚

第18章

起搏器心电图

18.1 人工心脏起搏器

最早的起搏器只是用于治疗缓慢性心律失常，作为心率支持的终极治疗，而现代已经扩展到抗心衰、抗心动过速等方面。起搏器实际是一个电脉冲发生器，刺激心肌搏动。人工心脏起搏器由四部分组成：①起搏器（脉冲发生器及电池）；②电极系统（导线及电极）；③组织/电极界面；④程控器。

18.1.1 起搏器的代码

为了便于对起搏器性能的识别，把起搏电极的位置、起搏方式和起搏器的功能用字母编码分类。目前常用的1987年由北美起搏电生理学会（NASPE）和英国心脏起搏和电生理学组（BPEG）专家委员会制定的NASPE/BPEG起搏器代码，即NBG代码（表18-1）。

其中第Ⅴ个代码中的抗快

表18-1 起搏器代码和字母含义

位置	Ⅰ	Ⅱ	Ⅲ	Ⅳ	Ⅴ
类目	起搏心腔	感知心腔	反应方式	程控功能	抗快速性心律失常功能
字母	V 心室 A 心房 D 双腔 S 特定心室或心房 O 无	V 心室 A 心房 D 双腔 S 特定心室或心房 O 不感知	I 抑制 T 触发 D 抑制+触发 O 无	P 单程控功能 M 多程控功能 R 频率应答功能 C 遥测功能 O 无	P 起搏抗心动过速 S 电击 D P+S O 无

速心律失常功能又要分为：B 为猝发快速起搏，N 为正常频率竞争，E 为期前刺激。

18.1.2　起搏器的分类

■ 根据应用时间分类

① 临时起搏器：一般 ＜ 4 周。

② 永久性体内起搏器：一般可维持 8～12 年。

■ 根据起搏部位分类

① 心内膜起搏。

② 心外膜起搏。

③ 心肌起搏。

■ 根据起搏方式分类

① 生理性起搏器：例如 AAI、AAIR、VVIR、DDD、DVI、DDI、VAT、VDD、DDDR、DDIR、VDDR。

② 非生理性起搏：例如 VVI、VOO 和 VVT。

■ 根据起搏的心腔分类

① 单腔起搏器：心房或心室。

② 双腔起搏器：双心房起搏，双心室起搏，房室顺序起搏。

③ 三腔起搏器：双心房＋单心室起搏，双心室＋单心房起搏。

④ 四腔起搏器。

18.2　起搏心电图基础

18.2.1　起搏器脉冲信号

起搏器脉冲信号又叫起搏刺激信号，用 S 波表示，是由脉冲发生器发出引起，心电图上表现为一占时极短的钉样信号（图 18-1）。标准状态的起搏器脉冲宽度为 0.5ms，日常心电图记录的走纸速度为 25mm/s，脉冲信号仅

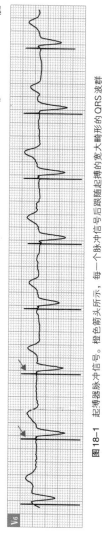

图 18-1　起搏脉冲信号。橙色箭头所示，每一个脉冲信号后跟随起搏的宽大畸形的 QRS 波群

占0.02ms，故心电图上表现为一条细线，不像其他心电波具有一定的宽度。

S波是分析起搏器心电图的基础，因为根据S波出现的频率决定起搏频率，根据S波出现的位置确立起搏部位，根据S波后有无心房或心室波而判断是否为有效起搏。因此，阅读起搏器心电图要重点留意S波。

单级起搏的S波较为高大，容易识别，双极起搏的S波有时非常矮小，甚至心电图上表现不出（图18-2）。遇到这种情况，有三种方法可以帮助确定是否为起搏心律：①仔细观察12导联心电图，以期发现某个导联有确信的S波；②测量心率，一般起搏频率设置为60次／分，或向患者了解起搏频率，当心率吻合起搏频率时，可以推测为起搏节律；③磁频试验：放置一块磁铁在起搏器囊袋皮肤上，此时起搏器恢复到出厂设置的固有起搏模式和频率，观察磁铁试验时起搏的心电波形与患者采集的心电波形是否吻合，吻合者为起搏心律。

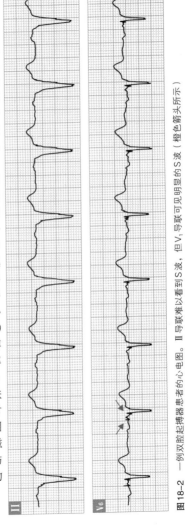

图18-2　一例双腔起搏患者的心电图。Ⅱ导联难以看到S波，但V₁导联可见明显的S波（橙色箭头所示）

18.2.2 起搏图形

通常心室起搏电极是安放在右心室尖或流出道，好比一个人工的异位兴奋灶，将产生的心室起搏图形类似于起源于右心室的室早。右心室尖起搏图形V₁导联QRS波群呈QS型，Ⅱ、Ⅲ、aVF导联主波向下（图18-3）。如果是右心室流出道起搏，则V₁导联QRS波群呈QS型，Ⅱ、Ⅲ、aVF的主波方向向上，类似右心室流出道室早（图18-4）。

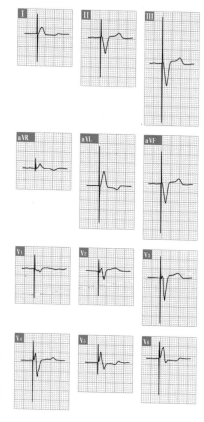

图18-3 一例12导联右心室心尖部起搏心电图

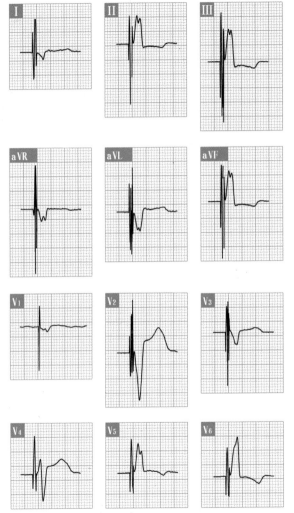

图18-4 一例12导联右心室流出道起搏心电图

18.3 单腔起搏心电图

18.3.1 正常心室起搏

除了临时起搏会设置成VOO起搏模式外，现代的心室单腔起搏器都具有感知功能，最常见的起搏模式是VVI。一旦无自身心室除极产生，起搏器就会及时发放脉冲，通过电极刺激心肌产生电活动，这就是起搏搏动。

起搏是起搏器的基本功能之一，如何判断起搏器工作正常呢？如图18-5，一例心房颤动合并三度房室传导阻滞的患者植入了单腔起搏器，起搏频率设置为60次/分，心电图上S波的频率正好60次/分，说明起搏器脉冲发生器功能正常，再继续观察每个S波后都跟随一个宽大畸形的QRS波群，说明每个S波都通过电极引起了心室响应，起搏功能正常。

18.3.2 起搏间期和逸搏间期

起搏频率是指每分钟起搏的次数（次/分），起搏间期是指两个起搏刺激信号之间的时间间期（ms）。从图18-5所示起搏频率为60次/分，起搏间期1000ms。可以这样认为，起搏器按照设置的频率定时发放脉冲信号，每一个脉冲信号后都跟随有起搏波形，则说明起搏器起搏功能正常。

如图18-6，基础心搏为心房颤动，但在一次长间歇后，出现一个起搏脉冲信号（橙色圆圈所示）。按需型心室单腔起搏器是指当有自身心搏时，起搏器不发放脉冲信号，当自身心率减慢或消失时，起搏器

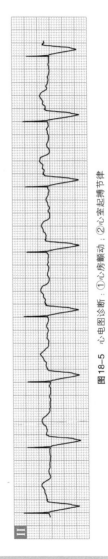

图18-5 心电图诊断：①心房颤动；②心室起搏节律

将及时发放脉冲信号，维持心室率。此时自身心搏的R波和起搏器脉冲信号之间的间期，称为逸搏间期。逸搏间期可以等于起搏间期，但一般稍大于起搏间期，主要原因有两个：①起搏器开启了频率滞后功能，让心脏尽可能发挥自身心律的主动功能；②起搏器感知自身心搏R波是在起搏器上升支，如果感知值设置在2.5mV，则自身心搏R波上升至2.5mV时才能被起搏器感知，比QRS波群起始部晚40～60ms。

18.3.3　正常心室感知

在心室起搏心律中，当出现自身心室搏动时（包括室上性和室性），起搏器察觉自身搏动后，会自动停止发放脉冲信号或发送一个无效的脉冲信号，这一过程就称为感知（图18-6～图18-7）。这种起搏方式也称为按需型起搏器，顾名思义，没有自身心搏时，起搏器发放脉冲信号，维持心室率；一旦有自身心搏产生，起搏器暂停工作。

当前的心室单腔起搏器都具备感知功能，感知的目的是避免起搏心搏和自身心搏竞争，例如窦性心律暂时下传心室后，起搏器停止工作，如果起搏器继续发放脉冲信号，不当的脉冲信号可以落入窦性心律心电图T波的易损期，诱发恶性室性心律失常。图18-6就是大多数心房颤动能够下传激动心室，故起搏器不发放脉冲，仅在出现长RR间期后工作。按需起搏还能节约起搏器电池。

图18-7前4个QRS波群为起搏心搏，

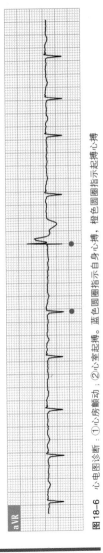

图18-6　心电图诊断：①心房颤动；②心室起搏。蓝色圆圈指示自身心搏，橙色圆圈指示起搏心搏

QRS波群呈QS波，起搏频率60次/分。根据推算的起搏频率，第5个起搏心搏应出现在橙色线条处，突然出现的窦性心搏（蓝色小圆圈）被起搏器所感知，起搏器因而暂停发放脉冲信号。此时起搏器从窦性心搏的R波处开始重新计时，在1000ms后（折换成心率60次/分，图18-6无频率滞后，故逸搏间期等于起搏间期）发放一个脉冲信号。不过，第5个脉冲信号并未引起心室刺激，仔细观察蓝色大圆圈标注的第6个QRS波群，形态呈Rs型，与窦性心搏一致，脉冲信号仅仅与之重叠。这种起搏脉冲信号与自身心搏重叠的现象称为伪融合波，这种现象形成的原因一方面是起搏器感知自身QRS波群存在时间延迟，1000ms时窦性冲动已开始激动心室，但起搏器此时尚未感知到，仍继续发放冲动；另一方面起搏器脉冲信号正好落入窦性冲动激动心室的不应期中，未能引起起搏，因此第6个QRS波群仍是窦性的。从第5个脉冲信号后，重新以60次/分的计时周期开始心室起搏节律。

感知功能是起搏器的第二个重要功能，起搏器心电图的阅读重点也是了解起搏器的起搏和感知功能是否正常。

18.3.4　心房起搏节律

如果患者的房室传导功能正常，可以安装心房单腔起搏器，或把双腔起搏器设置成AAI工作模式。只要窦性节律不足，起搏器将发生脉冲信号刺激心房产生电活动，脉冲信号带动的是心房除极（图18-

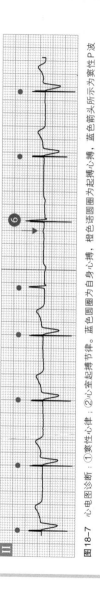

图18-7　心电图诊断：①窦性心律；②心室起搏节律。蓝色圆圈为自身心搏，橙色语音圆圈为起搏心搏，蓝色箭头所示为窦性P波

8）。AAI起搏器比VVI起搏器更具生理性，因为保留了正常的房室顺序传导和激动模式，但是技术要求高，因此临床应用少于VVI。

AAI起搏器心电图的分析要点如下。

① 了解起搏器的工作参数。

② 测量起搏频率和起搏间期。

③ 判断起搏功能。

④ 判断感知功能。

18.4 双腔起搏心电图

18.4.1 房室顺序起搏工作模式

房室顺序起搏是常见的双腔起搏器工作模式（图18-9）。图18-9是一例典型的双腔起搏器节律条图，每一组搏动清晰可见心房和心室两个脉冲信号，无论心房或心室脉冲信号计算，起搏频率60次/分，起搏间期1000ms。

强调的是，房室顺序起搏工作时，心房脉冲信号和心室脉冲信号之间的间期，不再称为PR间期，而是A-V间期或房室延迟间期。A-V间期可以程控设置，以保证最佳的血流动力学效应。A-V间期可设置稍长一些，充分让心房起搏下传，保持心室收缩的顺序性。

DDD起搏器有两种A-V间期：①起搏A-V间期（PA-V），心房起搏后，下传至心室的激动时间，或引起心室起搏的时间；②感知A-V间期（SA-V）：感知自身心房激动后下传到心室的时间，或引起心室起搏的时间。图18-10是房性早搏触发心室起搏的一个实例，从中可以看出两种类型A-V间期实例。

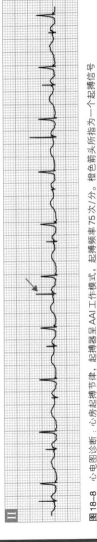

图18-8 心电图诊断：心房起搏节律，起搏器呈AAI工作模式，起搏频率75次/分。橙色箭头所指为一个起搏信号

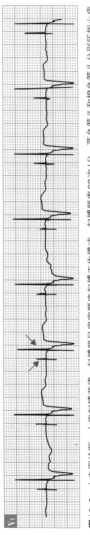

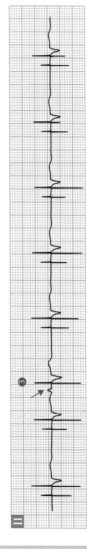

图18-9 心电图诊断：心房起搏节律，起搏器呈房室顺序起搏工作模式，起搏频率示60次/分。蓝色箭头和橙色箭头分别所指心房脉冲信号和心室脉冲信号

图18-10 在规律的房室顺序起搏中，突然出现一个提前的起搏心搏（蓝色圆圈标示的③所示），这是因为出现了一个房性早搏（也有可能是窦性早搏），起搏器心房电极感知到这个自身的P波后，停止发放心房脉冲信号，但触发起搏器发放心室脉冲信号，经过房性早搏后的起搏器心室起搏。这个例子说明这患者的起搏器心房感知良好

图18-11同为DDD起搏器植入患者。前三个心搏有自身窦性心搏出现，心房感知后不发放心房脉冲信号，但触发心室发放心室脉冲信号，经设置的A-V间期后，形成心房感知-心室起搏工作模式，从第4个心搏开始，窦性P波消失，起搏器回到房室顺序起搏工作模式。

18.4.2 双腔起搏器的计时周期

双腔起搏器涉及很多程控参数，了解这些参数才能结合临床判断起搏器工作是否正常，限于篇幅，我们不做介绍，建议读者阅读一些起搏器心电图的专著。需要牢记的是，不了解起搏器的参数，可能误判起搏器的功能状态。

18.5 磁铁试验

各种起搏器都设计了磁铁试验功能。当把磁铁或程控仪的磁头近距离贴靠起搏器时，起搏器恢复到AOO或VOO起搏模式，双腔起搏器恢复到固有房室顺序起搏模式，起搏频率一般为100次/分（图18-12）。当把磁铁拿开时，起搏器恢复到医生的临床设置频率。

磁频试验的主要目的有以下两个。

① 评估电池耗竭。当磁频率下降10%时，提示更换起搏器，一般在3～6个月内更换。

② 评估起搏功能：当频率快于起搏器设置频率的自身心搏存在并连续出现时，起搏器被抑制，心电图无起搏信号出现。一位植入起搏器的患者，心电图无起搏信号出

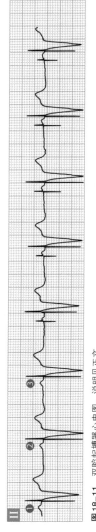

图18-11 双腔起搏器心电图，说明见正文

现，医生要考虑两种情况：①起搏器被自身心搏抑制；②起搏器故障。一旦磁铁试验时引发起搏节律，说明起搏器功能良好。图18-12说明了这一点，前三个心搏为窦性心律，如果窦性心律连续出现，则心电图上无起搏信号，磁铁试验说明其实起搏器性能良好，而且是双腔起搏器。

18.6 初学起搏器心电图

初学起搏器心电图，建议读者按照循序渐进的学习方法，不要求立即会读起搏器故障的心电图，而是要看熟常见的正常起搏心电图。对于初学者，应该会回答以下三个问题：

①这是一份起搏器心电图吗？

②如果是起搏器心电图，起搏模式是什么（亦即起搏器是如何工作的）？

③起搏工作正常吗？

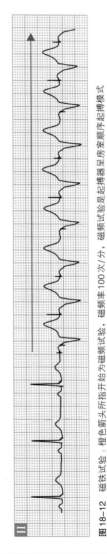

图18-12 磁铁试验：橙色箭头所指开始为磁频试验，磁频率100次/分，磁铁试验是起搏器呈房室顺序起搏模式

赵 刚

Ⅱ

第19章

心电综合征

19.1 早期复极

19.1.1 心电图特征

■ ST段自J点处呈凹面向上抬高，以$V_3 \sim V_5$导联显著，aVR导联不抬高（图19-1和图19-2）。

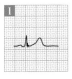
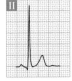
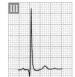
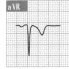
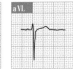
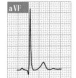
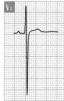
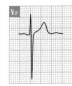
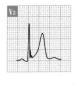

图19-1 受检者是一位16岁的男性。心电图诊断：①窦性心律；②早期复极。本例早期复极发生在$V_3 \sim V_5$导联，最典型的是V_5导联，QRS终末部模糊、切迹，ST段凹面向上型抬高

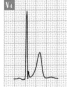
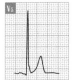
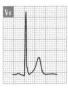

图19-2 受检者是一位44岁的男性。心电图诊断：①窦性心律；②早期复极；③异常Q波，见于Ⅲ、aVF导联，请结合临床。本例早期复极发生在V₂~V₅导联，最典型的是V₂~V₃导联

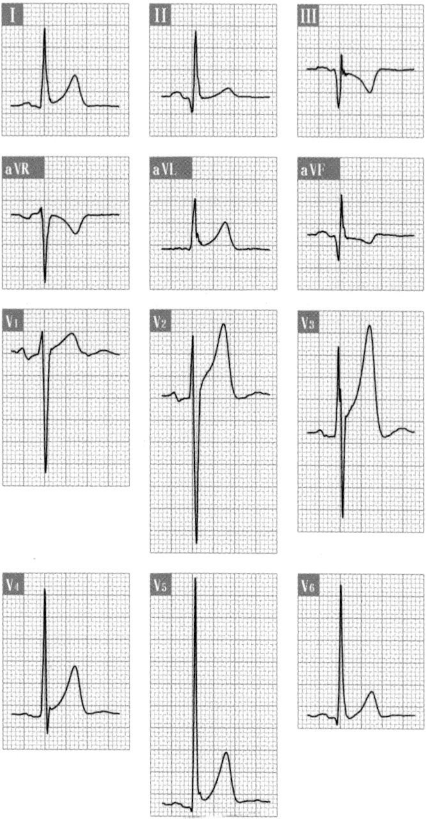

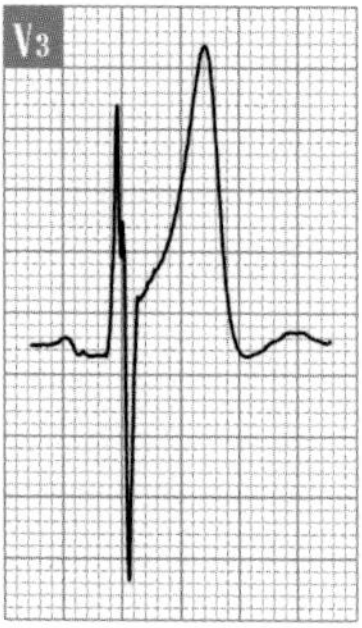

■ ST段抬高可持续多年，随年龄增加抬高程度逐渐减轻，但不回到基线。

■ R波降支模糊或有明显切迹，若J波明显类似于右束支传导阻滞，但V₅、V₆导联无S波，或S波极不典型。

■ T波高耸或倒置。

■ 运动可使ST段抬高恢复正常。

19.1.2 临床应用

早期复极心电图涉及各种ST-T抬高的鉴别，详细鉴别参见表3-1。急性心包炎的ST-T改变较为广泛，而急性心肌梗死是弓背向上型抬高（图19-3）。

图19-3 受检者是一位15岁的男性。心电图诊断：窦性心律。本例早期复极最典型的是V_2和Ⅱ导联。不要误诊为急性心包炎

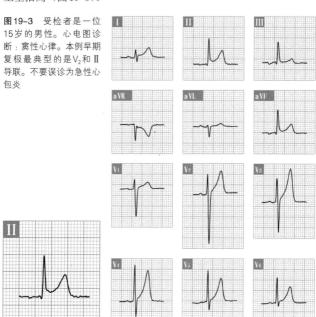

大部分早期复极是良性的，极少数J波变异程度较大者，特别是明显的高振幅J波，容易发生恶性心律失常。

19.2 Brugada综合征

19.2.1 发病机制

Brugada综合征是一种常染色体显性遗传的钠通道疾病，致病基因为*SCN5A*。好发于男性，心电图表现为右胸导联ST段抬高（实

际为 J 波），常于夜间睡眠时发生多形性室速、心室颤动等致命性恶性室性心律失常。有效治疗的药物是奎尼丁，预防猝死疗效最肯定的是 ICD。

19.2.2　心电图特征

Brugada 综合征三种类型的右胸导联复极模式见图19-4和表19-1。

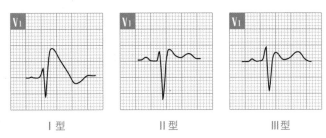

图19-4　同一 Brugada 综合征患者的三种类型的ST段抬高

Ⅰ型具有诊断价值，ST 段呈穹窿型抬高，抬高程度≥2mm，伴 T 波倒置，ST 段和 T 波之间无或有轻微的等电线分离。

Ⅱ型 ST 段抬高呈马鞍型，ST 段初始（J点）抬高≥2mm，ST 段呈下斜型抬高，ST 段后半段抬高≥1mm。

Ⅲ型 ST 段抬高呈马鞍型或穹窿型抬高，ST 段抬高程度＜1mm。

Ⅱ型和Ⅲ型是介于Ⅰ型和正常之间的中间模式，没有诊断价值。

表19-1　Brugada 综合征的三种心电图模式

项目	Ⅰ型	Ⅱ型	Ⅲ型
J点	≥2mm	≥2mm	≥2mm
T波	倒置	直立或双向	直立
ST-T形态	穹窿型	马鞍型	马鞍型
ST段（终末部）	逐渐降低	抬高≥1mm	抬高＜1mm

注：ST段终末部是指ST段后半部。

19.2.3 临床实例

这是我科收治的一例不明原因晕厥的28岁男性患者，住院期间出现心室颤动，成功复苏后植入ICD。图19-5是其住院期间采集的心电图，为Ⅱ型改变。

图19-5 Ⅱ型Brugada综合征样心电图改变。注意该患者的V₁导联。该患者植入ICD后，多次发生心室颤动，均成功复律

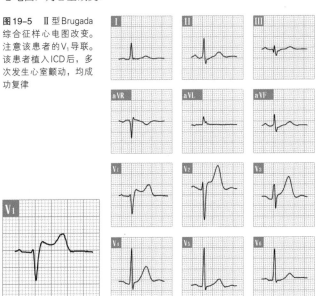

Ⅱ型和Ⅲ型Brugada综合征心电图改变，需要完成激发试验（推注钠通道阻滞剂），诱发出Ⅰ型改变后，方能诊断Brugada综合征。激发试验有诱发出恶性室性心律失常的风险，需要在有条件的单位完成，至少配置除颤器等心肺复苏设置。

19.2.4 诊断Brugada综合征

需要强调的是，Brugadaz综合征模式心电图并非该综合征所特有，心肌缺血、发热、贫血、电解质紊乱等，不能仅根据心电图确诊Brugada综合征，即或是有确诊价值的Ⅰ型心电图改变，也必须

结合以下五个标准之一阳性时（表19-2），才能诊断Brugada综合征，否则只能诊断为Brugada波。

表19-2　Brugada综合征的临床诊断：1+1/5模式

患者本人

① 有心室颤动或多形性室速发作史

② 有晕厥或夜间濒死样呼吸史

③ 心脏电生理检查诱发出心室颤动或室性心动过速

家族成员

④ 45岁以下家族成员有猝死史

⑤ 家族成员中有典型的Ⅰ型Brugada波

Brugada综合征是一种原发性脏电生理疾病，患者无器质性心脏病。同一患者三种模式可以相互转变，甚至异常心电图和正常心电图之间可以相互转变，为心电图诊断带来困难。同时又要与其他临床情况引起的Brugada波鉴别。

图19-6是我科一例高血压患者的心电图，Brugada波几乎见于胸导联$V_1 \sim V_4$，但患者临床并无恶性室性心

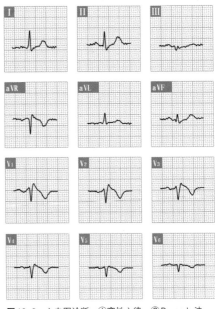

图19-6　心电图诊断：①窦性心律；②Brugada波

律失常病史，以及家族阳性史，不能诊断为 Brugada 综合征，推测为心肌缺血所致。

19.3 先天性长QT综合征

19.3.1 发病机制

先天性长QT综合征是一种遗传性离子通道及其附属结构突变引起的原发性心脏电生理疾病，心电图上QT间期延长，T波和/或U波形态异常，恶性室性心律失常，临床表现为晕厥、猝死的一组综合征。受累离子通道包括钠、钾和钙。

临床上，先天性长QT综合征患者可分为两大类：一类是不伴耳聋的Romano-Ward综合征，常染色体显性遗传模式；另一类是伴耳聋的Jervell-Lange-Nielsen综合征，听力表型为常染色体隐性遗传，心脏表型为常染色体显性遗传。校正后的QT间期称为QT_C。

19.3.2 长QT间期

QT间期延长是先天性长QT间期的基本心电图表现（图19-7和图19-8）。

QT间期是QRS波群起始部至T波终末部的时间间隔，代表心室除极和复极的总时间，其中复极是QT间期长度的重要决定因素。

QT间期受心率的影响，因此，同一患者45次/分的心率和150次/分的心率，QT间期是不同的。为了消除心率对QT间期的影响，需要借助数学公式校正，校正后的QT间期称为QT_C。目前已提出多种QT间期的心率校正公式，最常用的是Bazett公式。

$$QT_C = QT\sqrt{RR}$$

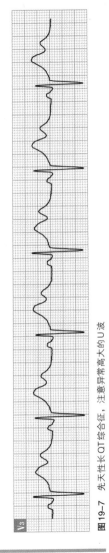

图 19-7　先天性长QT综合征，注意异常高大的U波

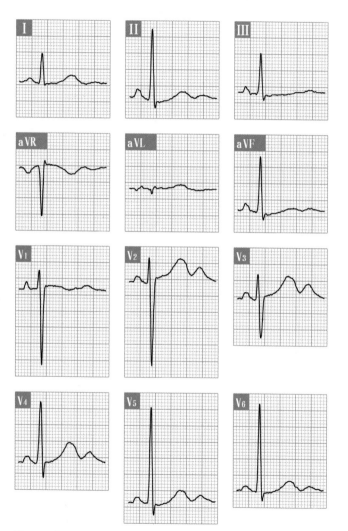

图19-8 先天性长 QT 综合征，与图19-6为同一患者

公式中，QT间期是测量心电波的实测QT间期，RR是测量心电图之前的RR间期，QT_c为经心率校正后的QT间期。

Bazett公式的缺陷是，心率<60次/分时，校正不足；而心率>60次/分时，校正过度。目前临床认定的QT_c正常值为小于440ms，请读者测量图19-7的QT_c。

19.3.3 复极异常

先天性长QT综合征患者的心电图可以出现多种复极异常，涉及ST段、T波和U波，例如ST段延长，T波宽大、双峰，U波宽大、振幅增加，T波和/或U波电交替等（图19-9）。

有些患者的T波和U波融合不清，此时不必强求计算QT间期，而是简易的采用QT-U间期。

19.3.4 先天性长QT综合征的诊断要点

首先，诊断先天性长QT综合征时必须排除各种引起QT间期延长的继发性因素，即继发性长QT综合征。

其次，患者应多次检查心电图，包括动态心电图。因为一些先天性长QT间期综合征患者的心电图呈动态性改变，如果记录时QT间期正常，可能漏诊。

最后，紧密联系临床，特别是患者的晕厥史、既往心电图捕捉到恶性室性心律失常或家族成员猝死史。

先天性长QT综合征本身是一种原发性的心电疾病，但一些患者可能合并有器质性心脏病，需要与器质性心脏病相关恶性心律失常鉴别。

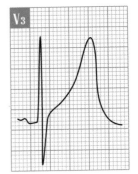

T波宽大

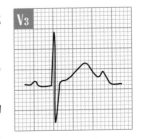

T波双峰

图19-9 先天性长QT综合征患者的T波形态改变

19.4 先天性短QT综合征

19.4.1 发病机制

先天性短QT综合征是2000年发现的一种新型遗传性综合征，病因是钾通道突变。临床上，患者的QT间期以及心室或心房有效不应期缩短，胸导联T波对称性高尖，心脏结构无明显异常，有阵发性房颤、室性心动过速、心室颤动等心律失常，临床表现有反复发生的晕厥和心脏性猝死。

19.4.2 心电图特征

■ QT间期明显缩短，$QT_c < 300ms$（图19-10）。
■ 部分患者胸导联T波高尖、对称。

图19-10 心电图诊断：①窦性心律；②短QT综合征

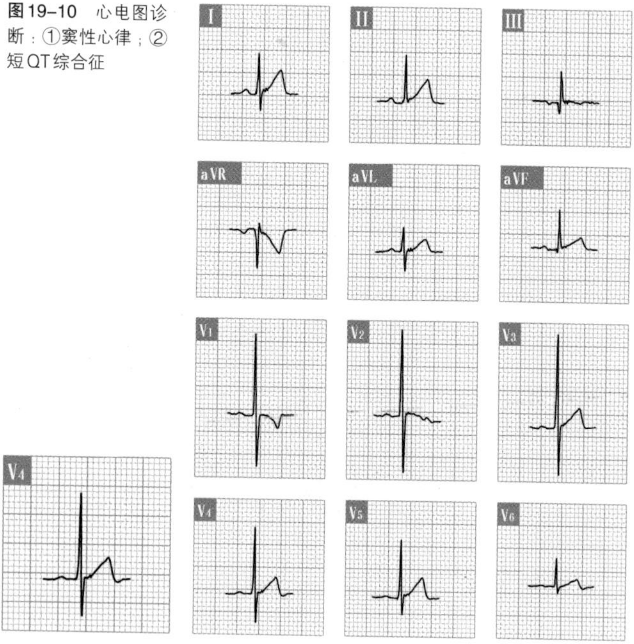

■ 可有阵发性房颤、阵发性室速和心室颤动等心律失常。

19.4.3　先天性短QT综合征的临床诊断

先天性短QT综合征首先要排除继发性短QT，临床上引起继发性短QT的常见原因有洋地黄药物、高钙血症。先天性短QT综合征的临床表现如下。

■ 心电图QT间期明显缩短。

■ 心悸、晕厥，反复发作晕厥（室速或室颤）。

■ 电生理检查心室不应期明显缩短，有效不应期＜170ms。

■ 无器质性心脏病的证据。

■ 男、女均可发病，呈常染色体显性遗传方式。

■ 患者常在睡眠中醒时发生心脏时间。

■ ICD是目前唯一有效的治疗。

第20章

小儿心电图

20.1 小儿心电图的特点

小儿心脏不同于成人，小儿心电图亦不同于成人，主要特点如下。

■ 小儿交感神经占优势，心率较快。

■ 小儿心脏相对较小，激动传导路径短、传导速度快，使得各波段及间期缩短。

■ 小儿胸壁薄以及皮肤组织的导电性能好，使得心电图各波的振幅增高。

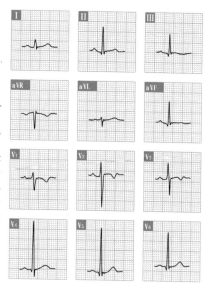

图20-1 持续性幼年型T波，发生率0.5% ～ 4.2%，特点：①T波倒置局限于V$_1$ ～ V$_4$导联，偶见于V$_4$导联，从不见于V$_1$ ～ V$_3$导联，也不见于肢体导联；②T波倒置的深度一般不超5mm；③深吸气、口服钾盐可使倒置的T波转为直立。持续性幼年型T波是一种正常心电图变异，不要误诊为致心律失常右心室发育不良或其他异常心电图。受检者临床无器质性心脏病发现支持该诊断

■ 胎儿及新生儿主要是右心室优势心电图，这种改变在出生后1个月内仍然明显，此后逐渐消退，6岁以后逐渐演变为左心室优势心电图，部分正常人右心室优势心电图改变可持续到成年（图20-1）。

20.2　小儿心电图的正常测值

20.2.1　P波

■ P波形态：P波在 Ⅰ 、Ⅱ 、aVF、V_5 和 V_6 导联直立，aVR倒置，分导联P波可有切迹或双峰，但切迹间距<30ms。

■ P波电压：正常值与年龄有关，3个月以下<2.5mm，3个月以上<2mm，P波振幅以Ⅱ导联最高。电压超过2.5mm为右心房异常。

■ P波时限：随年龄增长而略有延长，一般婴儿期小于90ms，儿童期小于100ms。如P波增宽超过100ms，切迹间距大于40ms者为左房异常的标志。

■ V_1 导联的P波终末电势：即 P_{tfV1}。P_{tfV1} 绝对值>0.03mm·s为异常，提示左心房异常或存在心脏功能不全。

■ P波电轴：0°～+70°。

20.2.2　PR间期

1岁以内婴儿80～140ms，学龄前期幼儿100～160ms，学龄期儿童100～180ms。小儿PR间期随年龄和心率变化见表20-1。

20.2.3　QRS波群

■ QRS波群电轴：新生儿及婴儿因右心室占优势，电轴往往右偏，随年龄增长其右偏的趋势逐渐减轻（表20-2）。

表20-2　小儿不同年龄组电轴表

年龄	正常	左偏	右偏
新生儿	70～180°	<70°	>180°
1个月至1岁	20～150°	<20°	>150°
1～3岁	10～130°	<10°	>130°
3岁以上	10～120°	<10°	>120°

表20-1 小儿PR间期随年龄和心率变化表

年龄	<70次/分	71~90次/分	91~110次/分	111~130次/分	131~150次/分	>150次/分
1天	—	—	90~180ms	90~130ms	90~120ms	80~100ms
1~7天	—	120ms	90~180ms	90~140ms	90~120ms	100~120ms
7~30天	—	—	100	80~125ms	80~120ms	85~120ms
1~3个月	—	—	100~140ms	80~120ms	80~140ms	80~110ms
3~6个月	—	—	100~140ms	90~130ms	80~130ms	90~110ms
6~12个月	—	—	100~140ms	90~140ms	100~120ms	100ms
1~3岁	—	110~130ms	100~140ms	100~140ms	—	110ms
3~5岁	—	100~150ms	100~150ms	100~140ms	—	—
5~8岁	140ms	100~160ms	100~160ms	110~140ms	—	—
8~12岁	130~140ms	110~180ms	120~160ms	130~160ms	—	—
12~16岁	110~170ms	110~180ms	110~150ms	140ms	—	—

■ QRS波群时限：小儿正常的QRS波时限与年龄和心率有关，平均为50～100ms，随年龄增长略延长，小于5岁不超过80ms，5岁以后不超过100ms。

■ Q波：Q波较成人多见，且较深，在婴儿期以Ⅱ、Ⅲ、aVF导联多见，时限<20ms，振幅<4mm，个别可达8mm，随年龄增加，左胸导联的Q波增多，右胸导联一般不应出现Q波，若出现Q波，提示右心室肥厚。

■ R波：R波振幅一般较高，可达26mm，呈右心室优势图形，随年龄增长，R_{V_1}振幅逐渐降低，R_{V_5}振幅逐渐增高（表20-3）。出生至1周右胸导联S波较深，1周至1个月S波变浅，以后随年龄增加又逐渐加深。通常在3岁之前V_1的R/S>1，3岁以后则逐渐变为小于1。出生至1个月左胸导联以S波为主，V_5导联R/S<1；1个月后S波逐渐变小，V_5导联R/S>1。

表20-3　小儿各年龄组R波振幅正常值　　　　　mm

年龄	V_1	V_5
1天	5.5～18.5	3.5～18
1～7天	3～2.65	2～1.45
1周～3个月	2～16	8～27
3～6个月	6～17	7～29.5
6～12个月	4.5～18.5	11～28
1～3岁	1～18	7～28
3～5岁	1.5～18	2～31
5～8岁	1～18.5	6.5～30.5
8～12岁	0～15.5	9～3.15
12～16岁	0.5～14.5	10～32

20.2.4 ST 段

正常的ST段为一等电位线，可有轻微向上或向下的偏移（表20-4）。

表20-4　小儿ST段改变

ST段改变	抬高/mm	压低/mm
婴儿期	＜1	＜0.5
幼儿期	$V_2 \sim V_4 : 3 \sim 4$	＜0.5

20.2.5 T 波

T波圆钝，类似于成年人T波，振幅大于同导联R波的1/10。$V_1 \sim V_3$导联的T波在出生至1周岁时直立，$1 \sim 7$岁时倒置，7岁以后逐渐直立，个别人成年后T波仍在右胸导联倒置，称为持续性幼年型T波（图20-2～图20-3和表20-5）。

表20-5　T波改变

T波改变	直立	双向	倒置
24h内	I、II、aVF	＜0.5	
72h内	V_1、V_2	V_1、V_2、V_3	I、V_5、V_6
婴儿期	V_5、V_6高达10mm		V_1、V_2
$5 \sim 6$岁			V_3、V_4（少见）
$11 \sim 15$岁		V_1、V_2、V_3、V_4	

20.2.6 QT 间期

新生儿的QT间期有一过性缩短趋势，随年龄增长而逐渐延长。QT间期与心率有密切关系，心率愈慢，QT间期愈长；心率愈快，QT间期愈短（表20-6）。

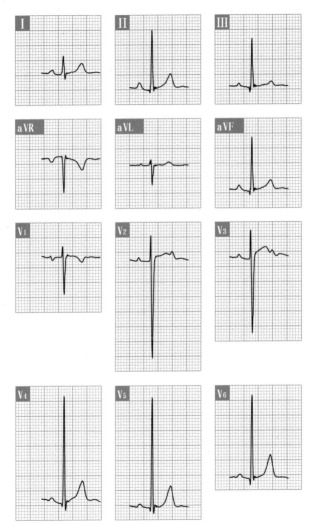

图20-2 一例7岁儿童的正常心电图，注意V₁、V₂导联T波切迹、双峰

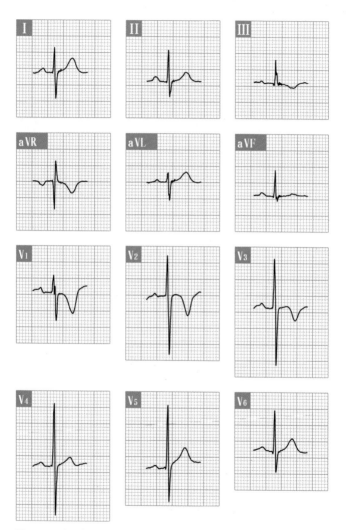

图20-3 一例5岁儿童的正常心电图，注意V₁ ～ V₃导联T波倒置

表20-6 小儿QT间期随年龄和心率变化表

年龄	<70次/分	71~90次/分	91~110次/分	111~130次/分	131~150次/分	>150次/分
1天	—	290ms	230~390ms	260~340ms	240~280ms	210~240ms
1~7天	—		260~300ms	240~300ms	230~340ms	240~260ms
7~30天	—		280	230~270ms	220~280ms	210~240ms
1~3个月	—		—	260~300ms	230~300ms	240~280ms
3~6个月	—		270~340ms	250~320ms	220~360ms	240~270ms
6~12个月	—		260~340ms	240~310ms	230~280ms	210ms
1~3岁		280~330ms	260~320ms	240~300ms		220ms
3~5岁	—	280~360ms	280~340ms	270~320ms		—
5~8岁	340ms	300~380ms	290~360ms	290~300ms		—
8~12岁	370~380ms	300~360ms	300~360ms	300~320ms		—
12~16岁	340~400ms	340~400ms	310~350ms	260ms		—

20.2.7 心率

儿童心率标准见表20-7。

表20-7　小儿各年龄组心率　　　　次/分

年龄	心率
0～7天	90～170
7天～1个月	110～190
1个月～1岁	100～180
1～6岁	80～160
6～16岁	60～130

20.3　小儿异常心电图

20.3.1 窦性心动过速和过缓

小儿窦性心动过速和过缓的诊断标准见表20-8。

表20-8　小儿各年龄组窦性心动过缓和过速　　　次/分

年龄	窦性心动过速	窦性心动过缓
1岁以下	＞150	＜110
1～3岁	＞130	＜90
3～6岁	＞120	＜80
＞6岁	＞100	＜60

20.3.2 心房异常

■ 左心房异常

左心房异常主要依据P波时间延长。

①P波增宽，婴儿＞90ms，儿童＞100ms；P波有切迹，切迹间

距离儿童＞40ms，婴儿＞30ms。

②V₁导联P波呈正负双向，负向明显；终末P$_{tfV1}$绝对值＞0.03mm·s。

■ 右心房异常

右心房异常主要依据P波振幅增高。

①P波高耸，肢体导联Ⅱ、Ⅲ、aVF最明显，新生儿期振幅＞2.5mm，新生儿期后＞2mm。

②P/PR段＜1.0。

③P波时间可正常。

■ 双心房异常

双心房异常同时具有左、右心房异常的特点。

P波振幅新生儿期＞2.5mm，新生儿期后＞2mm；P波时限婴儿＞90ms，儿童＞100ms。

20.3.3　心室肥厚

■ 左心室肥厚

1.胸导联标准

①V₅、V₆导联的R波增高，3岁以下＞30mm，3岁以上＞35mmV，R$_{V_6}$高于R$_{V_5}$。

②V₁导联的S波加深，3岁以下＞15mm，3岁以上＞20mm。

③R$_{V_1}$＋S$_{V_1}$：3岁以下＞45mm，3岁以上＞50mm。

④V₅、V₆导联可出现深Q波，Q波电压＞4.5mm，提示室间隔亦肥厚。

⑤V₅、V₆导联可有ST-T改变：ST段下移，T波倒置。

2.肢体导联

①R$_Ⅱ$＋R$_Ⅲ$≥45mm；R$_Ⅰ$＋R$_Ⅲ$≥30mm。

②R$_{aVL}$＞20mm，R$_{aVF}$＞25mm。

③心电轴左偏＜0°，一般不超过-30°，婴儿期＜+60°。

■ 右心室肥厚

诊断小儿右心室肥厚，必须联系小儿不同年龄组的心电图特点，如在新生儿或婴儿期属于正常的数据指标，在儿童期则为显著异常（图20-4）。

1.胸导联

①V$_1$、V$_{3R}$导联的QRS波呈qR型，矫正性大动脉错位时除外。

②V$_1$、V$_{3R}$导联的QRS波呈R、rsR′型，R波振幅＞20mm，R′＞1.5mV。

③V$_1$、V$_{3R}$导联的QRS波呈Rs型：R/S比例超过正常上限：1岁以下＞50mm，1～3岁＞25mm，3～5岁＞20mm，5～12岁＞15mm，12～16岁＞10mm。

④V$_5$导联S波加深，3岁以下S$_{V_5}$＞15mm，3岁以上S$_{V_5}$＞9mm。

⑤出生后5天～12岁，V$_1$的T波一般倒置，T$_{V_1}$直立，提示右心室压力增高。

2.肢体导联

①R$_{aVR}$导联R波增高，R/Q＞1。

②心电轴右偏＞＋120°。

■ 双心室肥厚

双侧心室肥厚心电图有以下三种表现。

①大致正常的心电图。因左、右两侧心室肥厚的电压改变互相抵消，以致呈现一种大致正常的心电图，或者只有一些非特异性的ST段及T波改变。

②左或右心室肥厚一侧的电压大于另一侧，心电图往往表现为一侧心室肥厚，另一侧肥厚被掩盖。

③双侧心室肥厚心电图，同时具有左心室及右心室肥厚的改变。有10%～30%双侧心室肥厚的患者心电图上呈现双侧心室肥厚的特点。心电图诊断如下：a. 心电图呈现右心室肥厚的图形，而S$_{V_1}$或R$_{V_5}$超过正常范围；b. 心电图具有左心室肥厚的图形，而R$_{V_1}$等于或超过正常高值，或V$_1$导联R/S＞1，aVR导联R/S或R/Q＞1或心电轴右偏。

④V$_3$、V$_4$导联RS型，R+S＞60mm。

20.3.4 小儿心肌梗死

儿科心肌梗死较少见，主要发生于左冠状动脉从肺动脉起源异常、冠状动脉瘘等先天畸形以及川崎病。

心电图特征

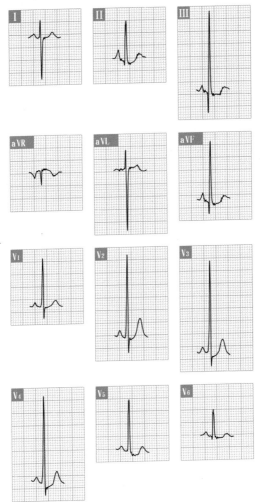

图20-4 一例6岁法洛四联症女童的心电图，心电图诊断有：①窦性心律；②电轴右偏；③右心房异常；④右心室肥厚；⑤ST段改变

■ 病理性Q波：新出现宽大的Q波，时限＞35ms；Q波较以前振幅或时限增加（＞35ms）；随访描记中新发生Q波；Q波有切迹。

■ ST段抬高：ST段弓背向上型抬高≥2mm。

结合其他心肌梗死证据即可诊断。

小儿心肌梗死部位的判断与成人相同。

20.3.5 室内传导阻滞

儿科心肌梗死较少见，主要发生于左冠状动脉从肺动脉起源异常、冠状动脉瘘等先天畸形以及川崎病。

■ 右束支传导阻滞

心电图表现

① QRS波时间≥100ms。

② QRS波群形态改变：V_1、V_2导联QRS波群呈rSR′型，或呈宽大并有切迹的R波即M型波，此为最具特征性的改变；I、V_5、V_6导联出现宽而粗钝的S波时限≥40ms；aVR导联呈QR型，其R波宽且有切迹。

③ 心电轴可右偏。

④ 继发性ST-T改变：V_1、V_1导联ST段压低，T波倒置；I、V_5、V_6导联ST段抬高，T波直立。

若图形符合上述特征，但QRS波群时间90～100ms，称为不完全性右束支传导阻滞。

■ ST段抬高

心电图表现

① QRS波群时限≥100ms。

② QRS波群形态改变：V_1、V_2导联呈宽而深的QS波或r波低小的rS波，III、aVF、aVR导联呈类似改变；I、aVL、V_5、V_6导联R波增宽、顶峰粗钝或有切迹；I、V_5、V_6导联q波消失。

③ 心电图可左偏。

④ 继发性ST-T改变：以R波为主导联ST段下移，T波倒置或双向；以S波为主的V_1、V_2导联ST段可呈上斜型抬高，T波直立。

若图形符合上述特征，但QRS波群时在90～100ms，称为不完全性左束支传导阻滞。

陈海兵

第21章

心电图伪差

21.1 心电图的伪差

心脏电活动以外的心电图改变，称为伪差。伪差产生的原因有受检者的原因、检查者的原因和仪器设备的原因。伪差导致心电图波形变形、遮掩，影响阅读，有时甚至导致错误结论。本章我们学习常见的心电图伪差，分析它们产生的原因和解决办法。

21.2 左右手反接

21.2.1 产生原因

描记心电图时，左手导联误放在右手，右手导联误放在左手。主要见于初学者采集心电图错误以及工作繁忙时。

21.2.2 心电图表现

■ Ⅰ导联P波、QRS波和T波均为负向波形。

■ Ⅱ导联QRS波群呈正常描记时Ⅲ导联图形，Ⅲ导联QRS波群呈正常描记时Ⅱ导联图形。

■ aVR导联QRS波群呈正常描记时aVL导联图形，aVL导联QRS波群呈正常描记时aVR导联图形。

■ aVF导联和胸导联图形不受影响（图21-1和图21-2）。

21.3 基线不稳

21.3.1 发生机制

基线不稳是指上下漂移或摆动，是常见的心电图伪差之一（图21-3）。常见原因有：①心电图机故障；②电极-皮肤接触不良；③患者呼吸动度较大；④患者肢体移动；⑤皮肤油脂过多。

图21-1 心电图诊断：①窦性心律；②左右手反接。注意，I 导联 P 波、QRS 波群和 T 波均倒置

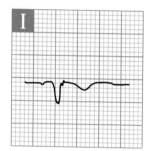

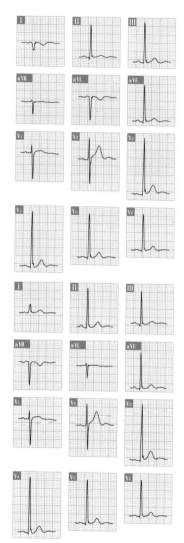

图21-2 图21-1左、右手导联正常连接后心电图。请读者比较两幅图中各肢体导联的图形有何差异，胸导联图形有何差异

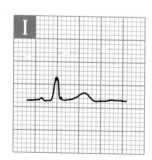

呼吸主要影响胸导联，嘱患者暂时屏气有时可消除基线不稳。采集心电图时，尽量嘱受检者安静、制动。

21.3.2 临床应用

一些危重症患者呼吸急促，此时采集心电图胸导联往往波动较大，患者的病情甚至不允许他们屏气，切忌不要为追求心电图采集质量，贻误患者就诊。对这种危重症患者的心电图，只要大致能明了节律，没有危险心电图征象即可满足临床。患者病情改善后，可以增补质量较好的心电图。

严重的基线漂移可导致无法分析心电图的ST段。

21.4 干扰

干扰是伪差的一种，是指能被心电图机放大而描记下来的非心脏产生的电信号，导致心电图基线毛糙，图形模糊不清，严重者可使心电图变形，无法阅读或导致错误阅读。

根据来源，心电图的干扰分为肌肉干扰和交流电干扰两大类。

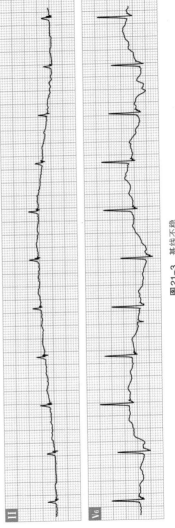

图21-3　基线不稳

21.4.1 肌肉干扰

肌肉干扰是受检者肌肉颤动所致的伪差，常见于帕金森综合征、甲状腺功能亢进症等疾病患者，以及受检者紧张，四肢过于僵硬。肌肉干扰导致心电图基线或P-QRS-T波上均有不规则的毛刺样细微波形，可间歇性或永久性存在（图21-4A）。

器质性肌肉颤动引起的肌肉干扰无法排除，但对于患者肌肉紧张引起的肌肉干扰，嘱患者减少精神紧张，放松肢体，保暖防寒等消除。

21.4.2 交流电干扰

心电图机受到外来电波的感应而发生的基线和心电图波形边缘的锯齿状搏动，频率相同（图21-4）。常见原因有地线接触不良或断裂，电源线距离病床或病人太近，导联线内芯断裂或金属隔离外皮与内芯短路。交流电干扰严重时有时导致心电图无法记录。

排除交流电的方法有选择良好的工作地点和环

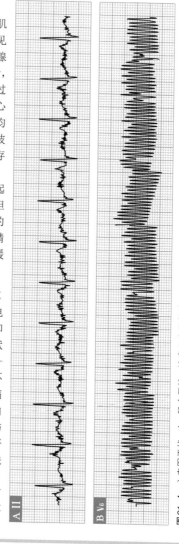

图21-4 心电图干扰。A：肌肉干扰，注意心电图基线，P-QRS-T波形上毛刺样干扰，形态不规则。B：交流电干扰，导致根本无法记录心电图，仔细分析频率较为规整

境，地线和导联线保持良好状态，如环境不良，调换病床或检查仪器。

21.5 电极松脱

21.5.1 发生机制

电极松脱常见于皮肤松弛或胸导联吸球吸力降低的患者，另一种情况是监护电极，当患者出汗、潮湿后松脱。

21.5.2 临床应用

如果单导联心电监护，电极松脱时心电波突然消失，酷似心脏骤停，但此时患者血压稳定，呼吸稳定，无心脏骤停的其他临床表现，心音存在，脉搏存在，检查电极是否松脱。

如果是12导联心电图，松脱一个导联只会引起该导联心电波的丢失，而其余导联心电波依然存在（图21-5）。

现在不少单位都已经普及了12导联心电图，如果某一个导联的图形出现问题或可疑，对照其他导联可以获得解答。无论如何，心电图的阅读一定要强调通读12导联。

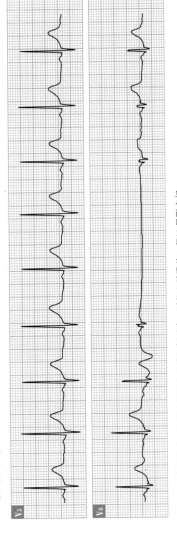

图21-5　电极松脱。注意 V_6 导联心电波短暂丢失、酷似心脏骤停，但 V_5 导联完好

21.6 电子设备和医疗仪器干扰

在病房采集心电图时，各种电子设备（包括移动通信设备）和医疗仪器的信号也会对心电图机产生干扰，比较典型的是出现一些类似心房扑动波的干扰（图21-6）。

21.7 伪差性心律失常

有时，严重的伪差会形成为伪差性心律失常。伪差性心律失常并不是真正的心律失常，而是心电图因伪差或干扰导致心电图采集质量较差，致使分析者误读。

伪差性心律失常因心电图图形失真，可误判为各种形式的临床心律失常，例如窦性停搏、心房颤动、心房扑动、室性心动过速、全心停搏等。图21-5也是一个伪差性心律失常的例如，如果单看V_6导联，容易误判为全心停搏，但仔细观察基线有搏动，长间歇前后的心电图波形严重变形，结合V_5导联判断应属于电极松脱。

伪差性心律失常不仅容易见于初学者，就连经验丰富的医生也难免误读。一个避免伪差性心律失常的重要的原则是：通读12导联心电图，其他导联完整的心电图波形会对困惑的图形有所提示，如果实在不能确定此份心电图的真实性，果断复查。实际上，很多有所争议的问题，通过复查心电图或延长检查时间都可以获得正确解答。

图21-7是一份伪差性心房颤动，Ⅰ导联橙色箭头部分的基线不稳，酷似房颤波，但仔细观察Ⅰ导联前半部分似有P波，且RR间期匀齐，不好用心房颤动解释，再结合V_6导联，每一个QRS波群前都有清晰可辨的P波，因此诊断为窦性心律，橙色箭头所示基线不稳实为伪差且较前半部分明显，而非心房颤动。

宋凌鲲

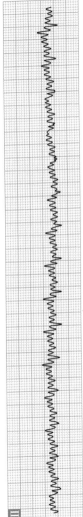

图 21-6 电子设备对心电图的干扰,注意干扰波形酷似心房扑动波

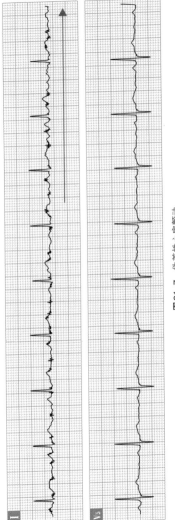

图 21-7 伪差性心房颤动

附录

自RR计算心率及QT正常最高限度表

RR /s	心率 /(次/分)	QT 最高值 男	QT 最高值 女	RR /s	心率 /(次/分)	QT 最高值 男	QT 最高值 女	RR /s	心率 /(次/分)	QT 最高值 男	QT 最高值 女	RR /s	心率 /(次/分)	QT 最高值 男	QT 最高值 女
0.30	200	0.24	0.25	0.72	83	0.37	0.39	1.14	53	0.46	0.49	1.56	38	0.54	0.57
0.32	187	0.25	0.26	0.74	81	0.37	0.39	1.16	52	0.47	0.49	1.58	38	0.54	0.57
0.34	176	0.26	0.27	0.76	79	0.38	0.40	1.18	51	0.47	0.50	1.60	37	0.55	0.58
0.36	167	0.26	0.27	0.78	77	0.38	0.40	1.20	51	0.48	0.50	1.62	37	0.55	0.58
0.38	158	0.27	0.28	0.80	75	0.39	0.41	1.22	49	0.48	0.51	1.64	37	0.55	0.58
0.40	150	0.27	0.29	0.83	73	0.39	0.41	1.24	48	0.48	0.51	1.66	36	0.56	0.59
0.42	143	0.28	0.30	0.84	71	0.40	0.42	1.26	48	0.49	0.51	1.68	36	0.56	0.59
0.44	136	0.29	0.30	0.86	70	0.40	0.42	1.28	47	0.49	0.51	1.70	35	0.56	0.59
0.46	130	0.29	0.31	0.88	68	0.41	0.43	1.30	46	0.49	0.52	1.72	34	0.57	0.60
0.48	125	0.30	0.32	0.90	67	0.41	0.43	1.32	45	0.50	0.52	1.74	34	0.57	0.60
0.50	120	0.31	0.32	0.92	65	0.42	0.44	1.34	45	0.50	0.53	1.76	34	0.58	0.61
0.52	115	0.31	0.33	0.94	64	0.42	0.44	1.36	44	0.51	0.53	1.78	34	0.58	0.61
0.54	111	0.32	0.34	0.96	63	0.43	0.45	1.38	43	0.51	0.54	1.80	33	0.58	0.62
0.56	107	0.32	0.34	0.98	61	0.43	0.45	1.40	43	0.51	0.54	1.82	33	0.58	0.62
0.58	103	0.33	0.36	1.00	60	0.43	0.46	1.42	42	0.52	0.54	1.84	33	0.58	0.62
0.60	100	0.34	0.36	1.02	59	0.44	0.46	1.44	41	0.52	0.55	1.86	32	0.59	0.62
0.62	97	0.34	0.36	1.04	58	0.44	0.46	1.46	41	0.52	0.55	1.88	32	0.59	0.63
0.64	94	0.35	0.36	1.06	57	0.45	0.47	1.48	40	0.53	0.56	1.90	32	0.60	0.63
0.66	91	0.35	0.37	1.08	56	0.45	0.47	1.50	40	0.53	0.56				
0.68	88	0.36	0.38	1.10	55	0.45	0.48	1.52	39	0.53	0.57				
0.70	86	0.36	0.38	1.12	54	0.46	0.48	1.54	39	0.54